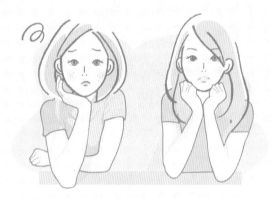

组 织 编 写　中国妇幼健康研究会科普专业委员会

丛书总主编　张　巧

妇幼健康知识科普丛书
——女性肿瘤防治指导手册

顾　　问　魏丽惠

主　　编　李从铸　赵卫东

副 主 编　朱　彦　翟玉霞　吴俊东

编　　委（以姓氏笔画为序）

马泽标　马银萍　王晓丽　王晓静　王銮虹

王旖旎　孔晓霞　杜俊彬　李元成　吴　卿

陈　川　陈　哲　陈飞燕　陈峥峥　洪　慧

插图设计　林佳佳

人民卫生出版社
·北 京·

图书在版编目（CIP）数据

女性肿瘤防治指导手册 / 李从铸，赵卫东主编 . —— 北京：人民卫生出版社，2023.3
（妇幼健康知识科普丛书）
ISBN 978-7-117-34574-3

Ⅰ.①女… Ⅱ.①李…②赵… Ⅲ.①女性 —肿瘤 — 防治 —手册 Ⅳ.①R73–62

中国国家版本馆 CIP 数据核字（2023）第 046082 号

人卫智网	**www.ipmph.com**	医学教育、学术、考试、健康，购书智慧智能综合服务平台
人卫官网	**www.pmph.com**	人卫官方资讯发布平台

妇幼健康知识科普丛书
——女性肿瘤防治指导手册
Fuyou Jiankang Zhishi Kepu Congshu
——Nüxing Zhongliu Fangzhi Zhidao Shouce

主　　编：李从铸　赵卫东
出版发行：人民卫生出版社（中继线 010-59780011）
地　　址：北京市朝阳区潘家园南里 19 号
邮　　编：100021
E - mail：pmph @ pmph.com
购书热线：010-59787592　010-59787584　010-65264830
印　　刷：北京顶佳世纪印刷有限公司
经　　销：新华书店
开　　本：889 × 1194　1/32　印张：6
字　　数：167 千字
版　　次：2023 年 3 月第 1 版
印　　次：2023 年 5 月第 1 次印刷
标准书号：ISBN 978-7-117-34574-3
定　　价：30.00 元

打击盗版举报电话：**010-59787491**　E-mail：**WQ @ pmph.com**
质量问题联系电话：**010-59787234**　E-mail：**zhiliang @ pmph.com**
数字融合服务电话：**4001118166**　E-mail：**zengzhi @ pmph.com**

妇幼健康知识科普丛书

总 顾 问 江　帆

顾　　问 张世琨　魏丽惠　李　坚

总 主 编 张　巧

丛书编委会成员（以姓氏笔画为序）

王　芳（成都电子科技大学医学院附属妇女儿童医院）

王建东（中国人民解放军总医院第一医学中心）

毛　萌（四川大学华西第二医院）

华　彬（北京医院）

刘文利（北京师范大学）

孙丽洲（南京医科大学第一附属医院）

李　叶（北京医院）

李　莉（首都医科大学附属北京儿童医院）

李　瑛（江苏省卫生健康发展研究中心）

李从铸（汕头大学医学院附属肿瘤医院）

张　巧（北京医院）

赵卫东（中国科学技术大学附属第一医院）

胡丽娜（重庆医科大学附属第二医院）

徐先明（上海交通大学附属第一人民医院）

章红英（首都医科大学）

学术秘书 苗　苗（北京医院）

序　言

中国有 14 亿总人口，妇女儿童 8.8 亿，妇女儿童健康问题始终是人类社会共同面对的基础性、全局性和战略性问题，对人口安全、经济社会发展以及国家的全面发展都具有重大意义。妇幼健康是衡量人民健康水平的重要标志，也是一个国家文明程度的重要标志。面对当今世界百年未有之大变局，我们不仅要全力守卫妇女儿童生命安全与健康，更要从民族复兴、国家安全的高度，不断增进妇女儿童的健康福祉，这是全社会的共同责任。

习近平总书记多次强调，科技创新、科学普及是实现创新发展的两翼，要把科学普及放在与科技创新同等重要的位置。中国妇幼健康研究会始终坚持把提升妇幼健康领域的科技创新和推进科学普及作为同等重要的职责，团结凝聚各专业领域的权威专家和学科带头人，既加快学科发展，又把科普作为重点任务，共同积极推进，为提升妇女儿童健康水平作贡献。中国妇幼健康研究会于 2020 年 8 月专门成立了科普专业委员会，就是要在补短板上下功夫，探索科普之路，学会科普的方式方法，努力在妇幼健康领域多出精品，为实现新时代健康中国建设战略目标、提升妇女儿童健康水平提供重要的支撑。

我们高兴地看到，科普专业委员会在张巧主任委员带领下，各位专家齐心合力，针对妇女儿童健康需求，精心策划编撰了"妇幼健康知识科普丛书"。这套丛书内容丰富，覆盖了婴幼儿、青少年、孕妇、中老年的全生命周期，还详细介绍了生殖与避孕、女性肿瘤、乳腺疾病等妇科常见疾病的预防与治疗知识。这套丛书集科学性、独创性、通俗性、艺术性为一体，是一次生动而有意义的积极尝试。

参与这套科普丛书编写的专家，均为本领域优秀的权威专家，亲历了国家发展与进步的历史进程，几十年风风雨雨的经历与专业经验，形成了他们特有的品质与情怀，他们带着承前启后、继往开来的职责和使命，完成了编写。相信这是一套高品质的科普丛书，广大读者会在这里找到解决困惑与问题的满意答案。

这是一次难得的科普实践，是为提升公民科学素质做的一件惠及百姓的实事，也是各位专家一道向建党百年华诞的献礼！感谢各位专家的努力与付出！

最后，对本丛书的成功出版表示由衷祝贺！

第十二届全国人大农业与农村委员会副主任委员
国家卫生健康委员会原副主任
中国妇幼健康研究会会长

2021 年 6 月

前　言

　　女性肿瘤严重影响我国广大妇女的身心健康,尤其是常见的子宫颈癌、子宫内膜癌、卵巢癌和乳腺癌等恶性肿瘤,严重威胁女性的生命安全。世界卫生组织国际癌症研究机构(International Agency for Research on Cancer,IARC)2020年发布的全球最新癌症负担数据显示,子宫颈癌的新发病例数达60万例,死亡病例达34万例;我国宫颈癌的新发病例数为11万例,死亡病例近6万例,约占全球病例数的18%。更加值得关注的是,2020年全球乳腺癌新发病例高达226万例,超过了肺癌的220万例,乳腺癌已成为全球第一大癌症。

　　女性生殖系统中最常见的恶性肿瘤是宫颈癌、子宫内膜癌和卵巢癌,其中宫颈癌的发病率最高,而卵巢癌的死亡率位居首位。2020年11月17日世界卫生大会上,包括我国在内的194个国家承诺实施世界卫生组织(World Health Organization,WHO)"加速消除宫颈癌的战略",提出到2030年,15岁以下女孩人乳头状瘤病毒(HPV)疫苗接种覆盖率达到90%、35~45岁的妇女接受高质量宫颈癌筛查的覆盖率达到70%,筛查发现的90%的宫颈癌前病变及宫颈癌女性接受规范的治疗。目前,我国由于大多数女性肿瘤防治知识欠缺,宫颈癌筛查覆盖率不到40%,15岁以下女孩HPV疫苗接种率不到1%。

女性独特的生理特征在塑造自身美的同时也潜藏着危机。随着社会的发展,现代生活节奏的加快,环境污染等严重问题,越来越多的女性面临各种肿瘤疾病的威胁。同时,我国女性承担着越来越多的社会责任和社会角色,在工作及家庭双重压力下,对自身健康问题关注不够,普遍缺乏健康知识。因此,加大肿瘤防治知识的科普宣传力度,提高女性对自我健康的保护意识,提升女性接受对肿瘤的早诊早治意愿非常重要!

关注女性健康就是关注一个民族的健康,关系到中华民族的整体健康素质与水平。党的十八大以来,以习近平同志为核心的党中央把"健康中国"上升为国家重要战略,没有全民健康就没有全面小康!《"健康中国2030"规划纲要》中明确提出,要调整优化健康服务体系,强化早诊断、早治疗、早康复,突出解决好妇女儿童、老年人等重点人群的健康问题,保障人民健康。加大健康教育力度,在全社会普及女性肿瘤防治相关知识,已成为广大医务工作者的重要任务。作为妇科医生,推进健康中国建设,提高广大妇女对妇科肿瘤的认识,完成加速消除宫颈癌的目标,责任重大。

具有丰富临床经验的专家和医生,从长期的一线工作中,从广大妇女需要了解的肿瘤知识出发,编写了这本《妇幼健康知识科普丛书——女性肿瘤防治指导手册》(以下简称《手册》)。《手册》深入浅出地介绍了多种女性常见肿瘤的知识,从疾病的概念、病因、临床症状、诊治和预防等方面,进行全方位阐述和分析,直击女性朋友最关心的各种实际问题及需求。书中详细介绍了女性在一生不同年龄阶段易患肿瘤的特点,为女性朋友了解和掌握这些肿瘤的年龄发病趋势、预防肿瘤提供有益的指导。《手册》也可以使广大普通读者了解和掌握女性肿瘤防治的相关知识,提高全社会对女性肿瘤疾病的重视。

《手册》语言通俗易懂,图文并茂,集科普性和专业性于一体,立足于对女性肿瘤防治和健康知识的宣传、普及和推广。作为一名从医数十年的妇科医生,我最大的心愿就是呼吁全社会一起进行女性疾病预防的公益宣传,希望本书的出版对提升全民健康素养,有效防治疾病,起到积极的推动作用。

北京大学妇产科学系　名誉主任

北京大学人民医院　教授

2022 年 7 月

目　录

第一章 女性肿瘤概述

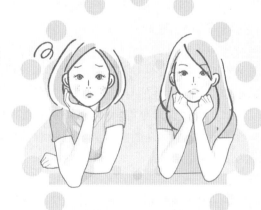

1. 认识女性肿瘤

女性肿瘤通常也称为妇科肿瘤,是指生长在女性生殖器官上的一类常见肿瘤性疾病。由于女性生殖器官承担着人类生育繁衍之重任,属于人体功能活跃的组织器官,组织来源十分复杂,含有多向性的原始细胞,通常也是肿瘤的"多发地带",年龄在40~60岁之间的女性是罹患各种妇科常见良恶性肿瘤的高危人群。

女性生殖器官按解剖部位由外向内可分外阴、阴道、子宫颈、子宫体、卵巢和输卵管。上述各个部位均可能发生肿瘤,通常按肿瘤发生的部位分别命名为外阴肿瘤、阴道肿瘤、宫颈肿瘤、子宫体或子宫内膜肿瘤、卵巢肿瘤、输卵管肿瘤及滋养细胞肿瘤等。

妇科生殖系统中最常见的恶性肿瘤是子宫颈癌、子宫内膜癌和卵巢癌,人们通常把这三种女性生殖系统的恶性肿瘤称为"妇科三癌",它们严重威胁着广大女性的身心健康,很大程度上降低了女性患者的生活质量。正确认识常见妇科肿瘤,特别是做好妇科恶性肿瘤的预防和早诊早治,帮助女性朋友远离妇科肿瘤、健康快乐生活,是对女性朋友的最大关爱。

目前,国内临床上仍未将乳腺肿瘤纳入妇科诊疗范围内,但乳腺肿瘤是最常见的女性肿瘤,实属妇科肿瘤范畴。国际妇产科联盟(International Federation of Gynecologyand Obstetrics,FIGO)和国际妇科肿瘤协会(International Gynecologic Cancer Society,IGCS)制定的《妇科恶性肿瘤分期及临床实践指南》一直把乳腺癌纳入该指南中。近年来,乳腺癌发病率与死亡率均呈现逐年上升的趋势,国际癌症研究机构发表的最新全球癌症统计报告显示,至2020年女性乳腺癌已超越肺癌成为全球癌症发病率最高的癌种,占所有癌症的

11.7%,乳腺癌也位居女性癌症发病的首位。无论从发病率还是死亡现状看,乳腺癌已成为威胁广大女性健康的"罪魁祸首"。

女性肿瘤可分为良性和恶性两大类型。良性肿瘤一般不会对生命造成严重威胁,基本上可以治愈。恶性肿瘤则不然,特别是一旦发展到晚期,治疗极为困难,预后也极不乐观。女性恶性肿瘤中最典型难治的是卵巢癌,由于其发病隐匿,绝大部分患者很难早期发现,就诊时 70% 以上已经是晚期,加上此病多易产生耐药和复发,因此导致卵巢癌的死亡率一直居女性生殖系统恶性肿瘤之首。近年来,由于科学的发展和医疗技术的不断更新,妇科恶性肿瘤的防治方法和疗效已取得较大进展,但早防、早诊和早治仍是提高恶性肿瘤生存率的最重要手段。本书从女性常见肿瘤发病的危险因素、发病特征、诊断要点、治疗方法和预防监测等方面进行简要介绍,以期为广大读者提供女性肿瘤防治的有益指导。

2. 女性肿瘤发病原因及高危因素

肿瘤的病因至今尚未明了,绝大多数女性肿瘤的发病原因及发生机制同样亦不明确。研究显示,女性恶性肿瘤的发生发展与感染、不良生活行为、生育史、性行为、月经史、内分泌功能异常等因素有关。女性恶性肿瘤中最值得一提的是"宫颈癌",它是目前唯一一个发病原因相对明确的恶性肿瘤,大量的研究证实宫颈癌发病主要与人乳头状瘤病毒(HPV)持续感染有关。多个性伴侣、初次性生活早(小于 16 岁)、初产年龄小、多孕多产等各种可能增加女性 HPV 感染的因素与宫颈癌的发病密切相关。子宫内膜癌的发病主要与生育史、内分泌功能异常及生活行为方式等因素有关。卵巢癌的发生主要与月经史、焦虑及抑郁等不良情绪、内分泌功能异常、激素类药物的使用等有关。妇科恶性肿瘤的发生发展是多因素共同作用的结果。

女性恶性肿瘤的发病随年龄的不同而不同,子宫内膜癌在 60 岁以上女性高发,卵巢癌的发病高峰则在 50 岁左右,宫颈癌的发病高峰在 40~60 岁,近年来宫颈癌发病的年轻化趋势越来越明显。中国女性乳腺癌发病呈现两个高峰:45~55 岁和 70~74 岁,平均年龄为 45~55 岁,比西方女性发病年龄年轻。从年龄分布上看,乳腺癌发病率从 30 岁开始逐渐升高,55 岁达到高峰。这可能是由于更年期女性卵巢分泌的激素开始减少或消失,致使内分泌激素失去平衡、分泌紊乱所致,加上中年女性长期处于疲劳、压力、情绪异常、身体内环境失衡及身体免疫力下降,更容易发生癌症。肥胖与肿瘤发生也存在相关性,脂肪可储存雌激素,减缓雌激素代谢,过量的脂肪可能转变为雌酮和甲基胆蒽,后者则有促癌作用。有研究显示,体重超出正常标准 15% 的女性,患子宫内膜癌风险较常人增高 3 倍,从子宫内膜增生到子宫内膜癌的发生都与雌激素水平升高相关。长期精神紧张、抑郁、暴躁、心理失衡等精神因素或精神创伤可降低机体免疫力,使胸腺、淋巴结的功能下降,众多因素叠加使机体本来被抑制的癌细胞活跃增殖。

3. 常见女性肿瘤发病特征

女性生殖系统肿瘤因良恶性不同,症状各有差异。良性肿瘤患者多没有症状,有些人会出现月经改变,也有一部分患者因为肿瘤较大产生压迫症状(如大、小便困难或尿频)。恶性肿瘤早期多无症状,待出现症状时亦无特异性,与良性肿瘤相似,容易被视为一般常见病而漏诊或误诊,随着恶性肿瘤疾病的进展,其症状会逐渐显现。女性生殖系统不同部位的肿瘤通常都有其相应的临床表现。

外阴肿瘤多发生在外阴皮肤表面,由于组织比较表浅,患者常常在洗澡时发现外阴长出大小不一的新生物,有时肿物长到一定程度会出现局部溃疡坏死,肿瘤中心呈"火山口"样。

原发于阴道的肿瘤属少见的妇科肿瘤,因肿瘤位于阴道腔内,位置深的不容易被患者发现,可能的症状多为性生活出血,肿瘤大时甚至影响性生活。

宫颈肿瘤早期多没有自觉症状,接触性出血(性生活出血)是最多见的临床表现,很多患者因为同房时出血来医院就诊,定期宫颈疾病筛查可以及时发现早期的宫颈癌前病变或极为早期的宫颈癌变,所以宫颈细胞学筛查对宫颈癌的防治尤其重要！子宫体恶性肿瘤症状也多以子宫的异常出血为主。

卵巢肿瘤早期症状最不明显，通常把"40岁以上女性、下腹部不适和卵巢功能紊乱"这三个不典型的卵巢癌症状归纳在一起称为"卵巢癌三联征"。卵巢肿瘤患者有时是无意中发现腹部增大，很多女性一开始并不在意，甚至误以为可能是"中年发福"长胖了；有的患者甚至会自己摸到腹部包块；有些患者则因合并如"尿少、下肢水肿、纳差"等表现，首次就诊选择消化内科，延误治疗时机。输卵管肿瘤早期很难发现，可能因出现间歇性阴道排液、阴道出血、腹部包块等到医院就诊。

由此可见，妇科肿瘤临床症状各不相同，主要症状可归纳成四个字"血、带、痛、块"，即异常的出血、不正常的白带、可能出现的腹部疼痛和大小不同的盆腹腔肿块。这四种临床表现分别表述如下：

（1）阴道出血：阴道出血包括正常的生理性出血和异常的病理性出血。生理性出血主要指正常月经出血，呈周期性，两次月经周期的间隔时间一般为21~35天，持续时间2~7天，每个周期的月经量为30~50ml。异常阴道出血是指青春期前、绝经后的阴道出血，或育龄期妇女月经量过多，两次月经间期中的出血或性交后出血。引起异常阴道出血的常见疾病有卵巢内分泌功能失调（也称为功能失调性子宫出血），阴道、宫颈和子宫内膜的炎症性出血，异位妊娠和流产等病理性妊娠以及宫颈癌、子宫内膜癌和少数卵巢癌等女性生殖器官肿瘤性疾病。

（2）白带异常：女性正常白带为白色稀糊状，量不多，在两次月经中间接近排卵的阶段分泌旺盛，白带多为无色透明、状如蛋清，排卵后2~3天白带变为浑浊黏稠状，量较前减少，经前期常常出现白带稍有增多现象。导致白带异常的疾病最为多见的是炎症（如滴虫性阴道炎、霉性阴道炎、细菌性阴道炎、宫颈炎和子宫内膜炎），大量使用抗生素或抗生素使用不规范会破坏阴道正常菌群以及酸性环境，降低阴道抗菌能力，从而引起不同类型的阴道炎，出现白带异常；恶性肿瘤是引起异常白带的常见病因(如宫颈癌、子宫内膜癌、输卵管癌及阴道癌等)，宫颈黏膜下肌瘤、宫颈息肉也可导致白带异常。

(3)腹部疼痛：每个人可能都有过腹胀、腹痛经历，如育龄妇女出现腹痛等症状须了解有无停经、末次月经，如有不规则出血，应排除与妊娠有关的疾病。引起女性腹痛的常见疾病有妇科肿瘤(如卵巢肿瘤蒂部扭转、破裂和感染，子宫浆膜下肌瘤扭转、红色变性，侵袭性葡萄胎及绒毛膜癌，子宫内膜癌穿孔等)，妇科良性疾病如子宫内膜异位症和盆腔炎。疼痛并不是妇科肿瘤最常见的症状，有些子宫肌瘤可能有经期腹痛，卵巢肿瘤发生蒂部扭转或破裂时会出现急性剧烈腹部疼痛，子宫或卵巢的恶性肿瘤早期多无疼痛，如发生持续腰痛、腹痛，则往往是神经受压迫的结果，提示肿瘤发展已到晚期。如果一名女性腹痛的症状变得很频繁或进行性加重，应尽早去医院检查。临床上很多腹部疼痛和腹胀患者常常会认为是消化器官出了问题，因此可能先去消化科问诊。值得提醒的是，如果检查后不是消化系统的问题，一定要去看肿瘤妇科，以便进一步排除卵巢恶性肿瘤的可能。

(4)肿块：妇科肿瘤可生长于女性生殖器官的任何部位。患者可以看到或摸到生长在外阴部位的肿物，医生可以通过窥器检查发现阴道、宫颈等深处的肿瘤，"双合诊"和/或"三合诊"等盆腔检查可扪及子宫体以及卵巢肿瘤，肿瘤较大时，患者自己可能在洗澡时发现。卵巢肿瘤多位于下腹部的一侧，活动度较大，子宫肌瘤常质硬多发、突出于宫体，专科医生一般通过妇检就能初步作出判断。因此，定期妇科检查对及时发现女性生殖系统肿瘤意义重大。

4. 女性肿瘤治疗的基本原则

手术是治疗女性良性和恶性肿瘤最常用的治疗方法，此外放疗和化疗也是治疗恶性肿瘤的主要手段，可以说手术、放疗和化疗是目前治疗癌症的"三大法宝"，三种方法各有优势和不足，治疗中可联合采用，取长补短。手术和放疗为局部治疗，化疗属全身治疗。目前分子靶向药物治疗及免疫治疗发展势头十分迅猛；内分泌治疗及其他生物治疗方法也应用于不同期别的妇科恶性肿瘤；一些新的微创治疗技术如介入治疗、电化学治疗、激光治疗、微波热疗、超声热疗、冷冻治疗、射频治疗及腹腔热灌注治疗等也逐渐崭露头角，取得了一定的治疗效果。和其他恶性肿瘤治疗原则一样，妇科恶性肿瘤的治疗同样应遵循恶性肿瘤治疗的三个基本原则：

第一，恶性肿瘤治疗必须强调规范化的重要性，同时对每一个患者也要个体化，即便是对同一种癌症的患者，用于一名患者的有效治疗方案不一定是其他同样癌症患者的最佳选择。

第二，恶性肿瘤的治疗是综合治疗（手术、放疗和化疗），尤其是中晚期恶性肿瘤，难以仅仅依靠某一种手段获得最佳疗效。

第三，恶性肿瘤治疗应顺势而为，适可而止，不可勉强年老体弱者接受超出个人耐受能力的治疗。

目前，手术是治疗恶性肿瘤最常用和最有效的方法之一，除血液系统的恶性肿瘤（如白血病、恶性淋巴瘤）或鼻咽癌等放疗敏感的癌症之外，大多数实体肿瘤都适合采用手术治疗，尤其是早、中期没有发生局部和远处转移的患者，此阶段瘤体一般较小，非常适宜首选手术治疗。所以，只要没有禁忌证，凡是有可能手术切除的实体肿瘤，原则上都首选手术治疗，妇科恶性肿瘤治疗同样也是如此。

放疗和化疗也是妇科恶性肿瘤治疗的主要方法，但各有优缺点。对良性和交界性的妇科肿瘤一般不使用化疗，化疗方案的选择主要取决于肿瘤的病理类型和期别，应在规范的基础上注重个体化，量体裁衣，根据患者的具体情况制定有效的化疗方案。放疗可作为宫颈癌、阴道癌及部分子宫内膜癌和外阴癌的根治性治疗方法，也是宫颈癌、子宫内膜癌术后及绒毛膜癌化疗后辅助治疗的主要手段。

化疗是应用化学药物治疗恶性肿瘤，是全身治疗方法；而放疗是用各种不同能量的射线照射肿瘤来杀灭癌细胞，是局部治疗方法。二者杀灭癌细胞的作用原理有所不同：化疗药物作用于细胞周期的某一阶段,对处于休眠的 G0 期细胞杀伤作用不强;而放射线作用于细胞的 DNA,对各期细胞都有较强杀伤力。有些对化疗不太敏感的细胞放疗仍然有效,所以临床上常将放疗、化疗联合使用,争取最大限度地杀灭癌细胞,这就是肿瘤治疗中常用的"同期放化疗",也称为"同步放化疗"。临床上根据不同的肿瘤生物学特性及疾病分期,选择不同的治疗方法,比如中晚期宫颈癌多首选同步放化疗,而卵巢恶性肿瘤则首选手术加化疗。

近十年来,肿瘤的靶向药物治疗在临床上的应用发展十分快速,临床疗效获得越来越多的肯定。肿瘤的靶向治疗全称为"分子靶向药物治疗",是使合适的抗癌药物瞄准癌细胞上的分子靶点,实施"精确打击"来杀伤癌细胞的独特治疗。这种分子靶点仅存在于肿瘤细胞,是在分子水平上对癌细胞的生存繁衍起重要作用的特定蛋白分子、基因或通路,分子靶点可能是一个,更可能是多个。靶向药物就是针对这些靶点,对肿瘤细胞本身或其诱导的微环境进行特异性干预,使癌细胞死亡或失去功能。由于良性肿瘤或正常的人体细胞没有这些靶点,靶向药物对此不起作用,因此治疗过程中不会伤害正常组织细胞。显而易见,靶向治疗和传统的化疗机制完全不同,其是一种"去化疗"的治疗模式,是一种概念全新的抗癌治疗方法。

5. 女性肿瘤的预防

妇科肿瘤的预防关键在于对乳腺癌、宫颈癌、子宫内膜癌和卵巢癌等严重威胁女性生命健康的常见恶性肿瘤的预防。

宫颈癌是女性生殖系统最常见的癌症,多发于 40~50 岁的妇女。早期无症状,白带中带血或性交后出血是主要表现,早期进行手术或放射治疗,治愈率可达 90% 左右。宫颈癌的发病原因比较明确,主要是 HPV 感染所致,早婚、多产女性,多个性伴侣者宫颈癌的发病率明显增高。

预防宫颈癌的重点:

(1)有宫颈癌高危因素的妇女,提倡健康、和谐的性生活,杜绝性生活过早、过多、滥交及多个性伴侣等不良性生活方式。

(2)注重月经期、产褥期和日常夫妻间性生活卫生,男女双方应有专用器具洗涤外生殖器,特别是性生活前的清洗,月经期和产褥期避免性交;男方有包茎或包皮过长者,应注意局部清洗,最好做包皮环切术,这样不仅能减少女方宫颈癌患病风险,也能预防男性阴茎癌的发生。

(3)重视宫颈癌筛查,20~29岁有性生活的女性,应行宫颈细胞学筛查,每3年1次;30~65岁女性应行宫颈细胞学联合HPV的筛查,每5年1次。

(4)积极治疗宫颈上皮内瘤变(宫颈癌前期病变)。宫颈上皮内瘤变发展到癌变是一个渐进的过程,从宫颈上皮内瘤变发展到宫颈浸润癌可能需要10年以上的时间,因此积极治疗宫颈上皮内瘤变是预防宫颈癌极为重要的方法。

(5)宫颈癌的主要病因是HPV感染,持续的高危HPV感染导致宫颈上皮内瘤变和宫颈癌发生,因此,接种HPV疫苗是预防宫颈癌的重要举措。对适龄女性进行HPV疫苗接种,是最有效的控制宫颈癌发病的一级预防,应在全国适合接种HPV疫苗的女性人群中全面推广。

值得注意的是,接种HPV疫苗并不能取代宫颈癌筛查,接种疫苗后仍须定期进行早筛、早查。宫颈病变的早筛、早查包括HPV感染的检查和宫颈病变的"三阶梯"检查;对已确诊的宫颈癌患者应进行规范化治疗,目的是使大多数宫颈癌患者得到治愈。

子宫内膜癌多发于60岁以上的老年妇女,其发病率在我国居女性生殖系统恶性肿瘤的第二位,近年来发病率呈逐年上升趋势。子宫内膜癌确切的发病原因尚不清楚,相关危险因素包括高水平雌激素(可能与肥胖、糖尿病、高脂饮食相关)、初潮早、未育、绝经延迟、林奇综合征、高龄以及应用激素替代疗法如他莫昔芬。因此,女性为了防止衰老,长期服用含有雌激素药物等必须十分谨慎,应有专科医生的指导。子宫内膜癌常见的临床症状是绝经后阴道出血,如能及时治疗,预后多较好。

卵巢癌发病率居女性生殖系统恶性肿瘤的第 3 位,好发于 45~60 岁女性。卵巢癌的确切病因至今仍不清楚,可能与遗传、生育、生殖内分泌等多种因素有关。未婚、未育、晚育、初潮提早、绝经延迟、母亲或姐妹有卵巢癌病史,经常食用动物脂肪、蛋类、油煎食品或吸烟是高危因素。预防措施包括:

(1)提倡高蛋白、低脂肪和高维生素饮食,避免高胆固醇饮食。

(2)口服避孕药可能降低卵巢癌的发生率。

(3)卵巢癌高危妇女最好每 6 个月进行一次妇科检查。一旦发现卵巢肿瘤,要注意良、恶性的鉴别。糖类抗原 125(CA125)、人附睾蛋白 4(HE4)、糖类抗原 199(CA199)等是卵巢肿瘤常见的肿瘤标志物,影像学检查包括 CT、磁共振(MRI)及正电子发射计算机断层扫描(positron emission tomography-computed tomography,PET-CT)。

(4)有卵巢癌家族史,尤其是有遗传性卵巢癌综合征家族成员,进行 BRCA1 和 BRCA2 基因检测十分重要。BRCA1 和 BRCA2 基因携带者患卵巢癌的风险高达 44%~56%。此类高危人群应从幼年开始进行防癌检查,建议每年进行两次妇科检查、血清 CA125、HE4 检测和超声检查。有报道显示,对 BRCA 基因突变携带者实施预防性卵巢切除术,可显著降低此类人群术后乳腺癌、卵巢癌的发病风险。

预防乳腺癌的原则主要包括以下几方面:

(1)规范筛查,早期阶段及时发现。目前国内外推荐以乳腺 X 线检查为主要筛查手段,结合乳腺超声筛查。

(2)多吃新鲜蔬菜和水果,少吃高脂食物,可能会预防多种癌症。

(3)多运动、保持健康体重可降低乳腺癌的发生风险。

(4)戒烟酒。

(5)坚持母乳喂养。

(6)对乳腺癌发生风险较高、有家族史或携带 BRCA 基因突变者进行遗传咨询、密切监测,甚至可行预防性乳腺切除手术。

总之,除宫颈癌之外妇科肿瘤的发病因素至今并不十分清楚,因此对女性肿瘤的预防任重而道远。随着医学科学各种新理论、新技术和新方法的不断涌现,人们对妇科恶性肿瘤的认识也逐渐深入,相信在不远的将来妇科恶性肿瘤可以得到更好的全面预防和治疗。

(李从铸)

第二章　子宫肿瘤

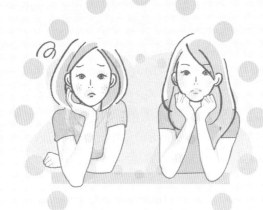

第一节　了解子宫

子宫涉及女性一生中妇科、产科、计划生育、妇女保健和生殖健康等疾病的防治和保健问题，与女性本身的健康、家庭幸福、经济和社会问题，也与性和生殖等关系十分密切。作为宝宝的第一个"家"，您了解什么是正常的子宫吗？

1. 认识正常的子宫

（1）子宫的外部形态：子宫是有腔、壁厚的肌性器官，外观呈前后略扁的倒置梨形。成年女性子宫重约 50g，长 7~8cm，宽 4~5cm，厚 2~3cm，容量约 5ml。子宫上部较宽，称为宫体，宫体顶部称为宫底，宫底两侧称为宫角。子宫下部较窄，呈圆柱状，称为宫颈。宫体与宫颈的比例因年龄而异，女童期为 1∶2，成年妇女为 2∶1，老年期为 1∶1。

（2）子宫的内部形态：宫体的内部即为宫腔，呈上宽下窄的三角形，两侧通输卵管，尖端朝下通宫颈管。宫颈的内腔呈梭形，称为宫颈管。在内部，宫体与宫颈之间形成最狭窄的部分，称为子宫的峡部。

（3）子宫的组织结构：宫体由内到外，由内膜层、肌层、浆膜层组成。大部分内膜层会受卵巢分泌的性激素的影响，发生周期变化而脱落，形成月经。肌层中含有丰富的血管，子宫收缩时压迫血管，能有效控制子宫出血。浆膜层位于腹腔内，是保持子宫与腹腔内脏器"和平共处、互不粘连"的重要屏障。宫颈管黏膜能分泌黏液，形成黏液栓阻塞宫颈管，抵御外源微生物的入侵。

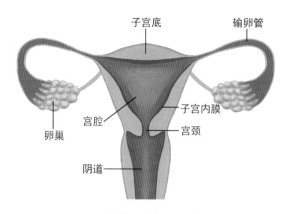

正常的子宫（正面观）

2. 子宫的位置及"邻居"

子宫位于盆腔中央，前为膀胱，后为直肠，下端接阴道，两侧有输卵管和卵巢。依靠子宫的四对韧带及盆底肌和筋膜的支托作用，成年女性子宫的正常位置呈轻度前倾前屈位，像双指轻提罗裙、弯腰鞠躬的少女。

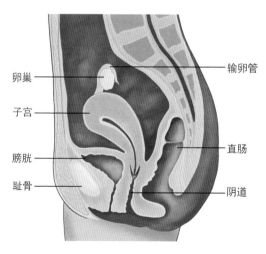

子宫及其邻居（侧面观）

(1) 子宫的四对韧带：圆韧带大致位于两侧宫角，像子宫的双手，呈圆索状；阔韧带位于子宫两侧，像子宫的翅膀，由腹膜构成，内有丰富的血管、神经及淋巴管，子宫的血管及输尿管均从阔韧带的基底部穿过；主韧带在阔韧带的下部，横行于宫颈两侧及骨盆之间，像子宫"横劈叉"的双腿，是固定宫颈位置、防止子宫下垂的主要结构；宫骶韧带位于宫体宫颈交界处后上侧方，像扶着子宫"腰部"的双手，向后向上牵引宫颈，维持子宫前倾。这些韧带、盆底肌及其筋膜薄弱或受损伤，可导致子宫脱垂。

(2) 输卵管：顾名思义，输卵管是一对细长而弯曲的肌性管道，位于阔韧带的上缘，内侧与宫角相通，外观游离呈伞状，与卵巢相近，是"牛郎织女（精子和卵子）"相会的场所，也是向宫腔运送受精卵的通道。输卵管的伞端像触手，有"拾卵"的作用。

(3) 卵巢：卵巢是一对扁椭圆形的性腺，左右各一，位于阔韧带的后方，借各自的固有韧带、卵巢系膜分别与子宫体、阔韧带相连；后缘游离。卵巢的大小、形状随年龄不同而有差异。青春期前卵巢表面光滑，青春期后开始排卵，表面逐渐凹凸不平。成年女性卵巢大小约 4cm×3cm×1cm，重 5~6g，灰白色；绝经后卵巢变小变硬。卵巢有生殖和内分泌功能。卵巢中卵子及卵泡的发育、排卵的过程、激素的合成及分泌等，涉及女性生长发育、生殖、保健的方方面面。

(4) 阴道：阴道是性交器官，也是月经血排出及胎儿娩出的通道。它是一个上宽下窄的管道，上端包绕宫颈，前壁长 7~9cm，与膀胱和尿道相邻；后壁长 10~12cm，与直肠贴近。

(5) 膀胱：位于子宫前部，怀孕或子宫肿瘤、卵巢肿瘤向前压迫时，可能会出现尿频尿急，甚至排尿困难等症状。

(6) 输尿管：为一对圆索状管道，内径粗细不一，最细 3~4mm，最粗 7~8cm。起至肾脏，在阔韧带基底部处距离宫颈约 2cm，于子宫动脉下方穿行，最后进入膀胱。晚期的宫颈癌常侵犯宫旁，使组织变硬，甚至侵犯输尿管，使输尿管发生梗阻积液，导致肾脏功能损害。

（7）直肠：位于子宫及阴道后部，怀孕或子宫肿瘤、卵巢肿瘤向后压迫时，可能出现大便次数增加甚至便秘等症状。

3. 子宫的功能

子宫最主要的功能包括月经的产生、孕育胚胎及胎儿。

（1）认识正常的月经：月经俗称"大姨妈"，是子宫内膜伴随卵巢周期性排卵而出现的周期性脱落及出血。规律月经的出现是女性生殖功能成熟的标志之一。女性第一次来月经的年龄多在 11~14 岁。月经血呈暗红色，不会凝固，出血多时可出现血凝块。正常月经具有周期性，出血的第一天为月经周期的开始，至下一次月经的第一天为一个月经周期，一般 21~35 天，平均 28 天。每次月经持续时间称为经期，一般为 2~7 天，多为 3~5 天。一次月经的总出血量称为经量，正常为 30~50ml，超过 80ml 称为月经过多。一般月经期无特殊症状，但由于盆腔充血及前列腺素的作用，有些女性会出现下腹及腰骶部下坠不适或子宫收缩痛（俗称"痛经"），并可能出现腹泻等胃肠功能紊乱症状。少数妇女可有头痛及轻度神经系统不稳定症状，如情绪不稳定等。当出现月经周期、经量异常、痛经进行性加重时，须及时就诊，排除子宫或卵巢疾病可能。

（2）宝宝的第一个"家"：精子卵子相会后，形成受精卵。输卵管将受精卵运送至宫腔，而后受精卵逐渐埋入并被子宫内膜覆盖，这个过程称为受精卵着床。胎儿的发育过程，均在宫腔内完成，其所需营养物质的供给及代谢产物的排出，均需经胎盘脐带由宝妈完成。怀孕的时间通常以孕妇末次月经第一天计算，约 10 个月。随着孕期的增长，子宫的长度会逐渐增大，在孕 36 周时达到最高。宝宝呱呱坠地，宝妈痛并快乐着的幸福生活随之开始，子宫也在后续的 6 周内，慢慢恢复。

（马泽标　李从铸）

第二节 子宫肌瘤

1. 什么是子宫肌瘤

子宫肌瘤是女性生殖系统肿瘤中最常见的良性肿瘤,由增生的平滑肌细胞和少量的纤维结缔组织形成。因其主要由平滑肌细胞增生而成,临床上多称为子宫平滑肌瘤。子宫肌瘤的大小相差悬殊,小的仅米粒大,大的犹如足月妊娠子宫。子宫肌瘤发病率高,国外文献记载 30 岁以上妇女 20%~30% 有子宫肌瘤,由于很多患者无症状,所以报道的发病率远较真实发病率低。

子宫肌瘤多见于 30~50 岁的育龄期女性,可发生于子宫的任何部位。大多数子宫肌瘤患者无症状,多在体检时被发现。常见的症状有子宫出血、腹部肿块、周围器官压迫症状等,也会引起不孕或流产。

许多人会"谈瘤色变",一听说自己子宫有肿瘤就惊慌失措,急急忙忙要切除;也有的人因子宫肌瘤引起重度贫血或尿潴留,却还硬撑着不肯去医院诊治。子宫肌瘤是良性肿瘤,恶变率极低,不一定需要手术,需要根据医生的专业建议决定是随访观察还是积极治疗。

2. 为什么会得子宫肌瘤

很多女性都很疑惑,平时作息规律、饮食健康、劳逸结合,为什么会得子宫肌瘤? 其实,到目前为止,子宫肌瘤的发病机制仍不十分清楚。

细胞遗传学研究发现,子宫肌瘤具有染色体的结构异常,体细胞的突变是肌瘤形成的基础,这种变化包括染色体的点突变、易位、丢失、增加和重排等。

有学者认为,子宫肌瘤的组织起源由未成熟的子宫壁平滑肌细胞产生，也有学者认为是由子宫血管壁的平滑肌组织产生。研究表明，单发的子宫肌瘤是衍生于单个子宫肌细胞的单克隆肿瘤，多发性子宫肌瘤可能是由在子宫肌层内多灶性潜伏的细胞所形成的多源性单克隆肿瘤。简单来说，目前研究可能的病因及起源就是细胞有了变化，一些细胞拼命生长超过了它该有的程度。子宫内一个细胞不听话乱长了就是单发的肌瘤，多个细胞乱长就是多发的肌瘤。

子宫肌瘤多发生在生育年龄的女性，青春期前很少发生。妊娠或服用避孕药使雌激素水平升高时，肌瘤随之增大，绝经后肌瘤大多会萎缩。多项与子宫肌瘤有关的流行病学调查显示，初潮早的女性患子宫肌瘤危险性增加。生物化学检测证实，肌瘤中雌激素受体水平明显高于周边肌组织，提示雌激素是肌瘤生长的促进因子。也有研究发现，孕激素、生长激素、人胎盘催乳素等也与肌瘤的生长相关。这些激素和生长因子都是肌瘤生长的营养液，可以促进肌瘤"茁壮成长"。目前大多数学者认为，子宫肌瘤是多因素共同作用的结果，涉及基因突变、性激素及生长因子等复杂的相互作用。

多数患者关心子宫肌瘤与体型、饮食的关系，因子宫肌瘤与激素密切相关，故其他因素可通过影响体内激素水平诱导肌瘤的发生。肥胖可引起代谢紊乱，激素分泌失衡，而高脂肪食物可促进激素的生成和释放，故肥胖女性或饮食结构不合理的女性子宫肌瘤发病率升高。

3. 得了子宫肌瘤会有什么症状

经常听到有人说"我不痛不痒，怎么体检就有子宫肌瘤了呢？"这说明子宫肌瘤有"藏身之术"。子宫位于下腹部盆腔的中央，前有膀胱后有直肠，所以长在它身上的瘤子隐藏起来很方便。大多数患子宫肌瘤的女性是没有症状的。即使有症状，临床表现没有特异性。根据肌瘤的生长部位、大小、生长速度、有无变性及并发症等不同，可出现不同的症状。

（1）月经改变或异常子宫出血：为最常见的症状，表现为月经周期缩短、经量增多、经期延长、不规则阴道流血等。由于子宫肌瘤使子宫内膜面积增大引起出血增多,而且肌瘤的存在妨碍子宫收缩引起出血过多,这种情况多见于黏膜下肌瘤和较大的肌壁间肌瘤,浆膜下肌瘤对月经的影响较小。简单来说,月经是在子宫内膜产生的,而子宫肌层的收缩可以减少出血,如果肌瘤影响了内膜,或影响了肌层收缩,就可能影响月经。很多小肌瘤没有症状,就是因为对月经没有影响或影响不大。

(2)腹部肿块:较大的子宫肌瘤使子宫增大超出盆腔,腹部增大,下腹部可扪及肿物,常于晨起膀胱充盈时最明显。膀胱是子宫的邻居,早上膀胱装满了水,挤占了盆腔本来共用的空间,比正常大得多的子宫就藏不住了。

(3)白带增多:子宫肌瘤使宫腔增大,子宫内膜腺体分泌增多,引起白带增多。当黏膜下肌瘤发生溃疡、出血、感染时,会产生脓血性排液及腐肉样组织,量可较多,有时与子宫及宫颈的恶性肿瘤难以鉴别。

(4)疼痛:一般患者无腹痛,较大的肌瘤患者有下腹坠胀、腰酸等,当浆膜下肌瘤蒂扭转时(蒂扭转指肿瘤的根部或蒂部,由于肿瘤的旋转随之扭转,从而发生缺血坏死),可出现急性腹痛,此时与卵巢肿瘤蒂扭转较难鉴别。当肌瘤红色变性时,腹痛剧烈且伴呕吐、发热。红色变性多见于妊娠期和产褥期,是子宫肌瘤变性中的一种病理改变。红色变性可能是由于肌瘤组织血管内发生血栓、梗死,子宫肌瘤发生缺血性坏死,局部子宫组织充血,呈现红色。

(5)压迫症状:子宫肌瘤长得太大时,就会霸占邻居的地盘,导致邻居奋起抗议。子宫前壁肌瘤向前压迫膀胱,可出现尿频、尿急甚至排尿困难、尿潴留症状,但一般无尿痛。子宫肌瘤向后压迫直肠及乙状结肠,可产生腹部坠胀感,引起便秘。阔韧带肌瘤或较大的宫颈肌瘤向侧方压迫输尿管时,可引起输尿管扩张或肾盂积水;如压迫盆腔血管及淋巴管,可引起下肢水肿。长在不同位置的肌瘤,影响的器官不同,从而出现不同的压迫症状。

(6)不孕:无论哪类肌瘤,过大都会影响受孕。黏膜下肌瘤会挡住精子通行之路,或使宫腔变形妨碍受精卵着床,肌壁间或浆膜下肌瘤可压迫输卵管使之扭曲,导致不孕。

(7)继发性贫血:子宫肌瘤患者常有异常子宫出血,最常见的较大肌壁间肌瘤使宫腔增大,子宫内膜面积增加,黏膜下肌瘤影响子宫收缩,均可引起月经过多。若患者长期月经过多可导致继发性贫血,出现全身乏力、面色苍白、气短、心慌等症状。严重的贫血对人体影响很大,必须及早处理。

4. 如何发现自己长了子宫肌瘤

如果月经规律的女性月经发生了改变,或者白带与以前不同,那就要究其原因,及时检查。

如果腹部增大,也不能归咎于体型变胖。早上还没起床时,略弯双膝,放松腹部,自己用双手触摸下腹部,是可以发现肿物的。晨起时膀胱比较充盈,能更好地暴露出藏在它旁边的子宫。还有的女性脸色变得苍白,这可不是护肤品的功劳,有可能是贫血导致的"美白"效果。健康体检能更好地发现端倪,B超检查能准确发现较小的肌瘤,比症状出现要早得多。

总之,事情的发生都会留下痕迹,女性要细心地对待身体产生的变化,通过目前的检查手段很容易及时揪出各种深藏不露的肌瘤。

5. 子宫肌瘤多种多样

(1)按肌瘤个数分类:子宫肌瘤按照肌瘤的个数可分为单发性子宫肌瘤和多发性子宫肌瘤。单发性子宫肌瘤指子宫上只长了1个肌瘤,而子宫上长多个肌瘤则称为多发性子宫肌瘤。

(2)按肌瘤所在部位分类:子宫分为子宫体和子宫颈,就像人的身体和脖子。按肌瘤所在的部位可分为宫体肌瘤和宫颈肌瘤。

1)宫体肌瘤:生长在子宫体上的肌瘤,较为多见。肌瘤可以单发,也可以多发;可以为肌壁间肌瘤,也可以为浆膜下或黏膜下肌瘤。

2)宫颈肌瘤:生长在宫颈上的肌瘤,宫颈肌瘤若凸向宫颈管生长,可形成带蒂的宫颈肌瘤,甚至凸向阴道内。宫颈肌壁间肌瘤因生长部位低,靠近血管、输尿管及盆腔其他脏器,搅乱正常解剖结构,手术难度较大。

(3)按肌瘤与子宫肌壁的关系分类：根据肌瘤与子宫肌壁的关系分为肌壁间肌瘤、浆膜下肌瘤和黏膜下肌瘤(图2-2-1)。

1)肌壁间肌瘤：子宫肌瘤最常见的类型，占60%~70%。肌瘤位于子宫肌层内，周围有正常的肌层包绕，肌瘤与正常子宫肌层界线清楚，周围常有被肌瘤挤压的子宫肌壁，称为"假包膜"。这种肌瘤处于中心地带，内外都有肌层管着。肌壁间肌瘤可能为一个或多个，大小不等，小的肌瘤不改变子宫形状；大的肌瘤可使子宫增大，发生形态改变，也有可能使宫腔变形，影响子宫的收缩，导致月经改变。

2)浆膜下肌瘤：子宫肌瘤向子宫表面的浆膜层生长，肌瘤表面仅覆盖少许子宫肌壁及浆膜层时称为浆膜下肌瘤，占20%~30%。这种肌瘤长在子宫外面，就好像子宫长了个包。肌瘤外突使子宫增大，外形不规则，妇科检查可触及活动的实性肿物，有时与卵巢肿瘤难以鉴别。肌瘤若仅有一个蒂与子宫相连称为带蒂浆膜下肌瘤。这类肌瘤当体位改变或剧烈活动时可发生蒂扭转引起剧烈腹痛。若脱落肌瘤与邻近器官如大网膜、肠系膜等发生粘连，从而获得血液供应而生长，称为寄生性肌瘤或游走性肌瘤。若肌瘤位于子宫体侧壁向宫旁生长，突入阔韧带两叶之间，称为阔韧带肌瘤。阔韧带肌瘤因生长位置特殊，常常被误诊为卵巢肿瘤，而且因其影响子宫形状及毗邻器官，容易压迫输尿管导致肾积水，或输尿管因此移位增加手术损伤概率。

3)黏膜下肌瘤：约占肌瘤总数的10%。贴近于宫腔的肌壁间肌瘤向宫腔方向生长，凸出于宫腔，表面覆盖子宫内膜，称为黏膜下肌瘤。这种肌瘤会把子宫腔撑大，改变宫腔的形状，对月经的影响较大。有的还会挡住精子游走，导致不孕。由于肌瘤本身重量及所处位置，更容易形成蒂，悬于宫腔内，称为带蒂黏膜下肌瘤。这种肌瘤在宫腔内如异物引起子宫收缩，被排挤下降，最终蒂被拉长，肌瘤逐渐被推挤至宫颈管、阴道，甚至脱出至阴道口。此类肌瘤是症状最明显的一类，临床上常表现为月经量增多、经期延长、不规则阴道流血及阴道分泌物增多。

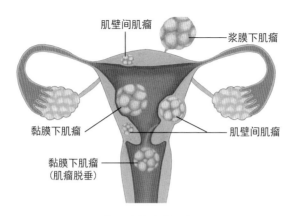

肌壁间肌瘤

浆膜下肌瘤

黏膜下肌瘤

肌壁间肌瘤

黏膜下肌瘤
（肌瘤脱垂）

子宫肌瘤的分类示意图

6. 积极配合检查

子宫肌瘤多发生于中年妇女，可出现各种症状，常见的临床表现为月经过多，经期延长或不规则出血。有的患者继发贫血或不孕，有的患者下腹可出现硬块，少数出现压迫症状等。子宫肌瘤的临床症状虽非子宫肌瘤所特有，但临床症状是判断子宫肌瘤生长部位和选择治疗方案非常重要的依据。因此，若育龄女性出现以上症状，一定不要轻易放过。

就诊时，医生一般要进行体格检查，包括腹部检查及妇科检查。若是明显贫血，有经验的医生很快可以判断出来。若肌瘤较大，腹部检查可触及肿块，质硬，居下腹中部。

妇科检查时子宫呈不同程度的增大，子宫外形不规则，肌瘤所在部位表面隆起，肿物常常质地较硬。带蒂浆膜下肌瘤可有一定的活动度，有时与子宫附件肿瘤较难区分。若为阔韧带肌瘤，则肿瘤活动受限，而子宫被挤向对侧。若为黏膜下肌瘤，则子宫常均匀增大。带蒂黏膜下肌瘤脱出宫颈口外，窥阴器暴露后即可见，若有感染可见脓苔、坏死等。

有些女性对妇科检查有抗拒心理，但对于妇科医生来说，妇科检查是判断疾病很重要的方式手段，必不可少。医生可以通过检查了解子宫的大小位置，与周围器官的关系，对肌瘤治疗方案的选择意义重大。

除了临床症状和体征,辅助检查也非常重要。目前临床辅助检查的方式多样,子宫肌瘤的诊断多无困难。但对于很小且无症状的肌瘤,或肌瘤合并妊娠,子宫腺肌病或肌瘤有囊性变及附件炎性包块等,有时会发生误诊。子宫肌瘤的辅助检查手段主要有以下几种:

(1)超声检查:目前临床采用较多的是彩色 B 超检查。它可显示子宫大小、形状是否规则;可以看出肌瘤数目、部位、大小及肌瘤内是否均匀或液化囊变等;可以判断是否压迫周围其他脏器等。子宫肌瘤的超声表现为子宫体积增大,外形不规则,子宫内出现单个或多个低回声区,肌壁间肌瘤或黏膜下肌瘤可使子宫内膜层移位或变形。B 超检查诊断肌瘤准确度高,方便经济。

(2)宫腔镜检查:宫腔镜检查对于凸向子宫腔内的黏膜下肌瘤和肌壁间肌瘤的诊断非常有意义。特别是当超声提示宫内占位性质不明,患者有子宫异常出血时,宫腔镜检查非常必要。宫腔镜检查可通过肉眼直观了解子宫肌瘤的生长状态、肌瘤对宫腔的压迫程度,同时还可行黏膜下肌瘤电切术,同时达到诊断和治疗的目的。

(3)腹腔镜检查:主要用于子宫肌瘤与子宫附件肿瘤的鉴别诊断。有些子宫肌瘤为带蒂浆膜下肌瘤,逐渐增大后继发囊性变,妇科检查及超声检查均与附件肿瘤很难鉴别。腹腔镜检查可以进行直观的判断,也可同时行切除术,达到诊断和治疗的双重目的。腹腔镜手术相对于传统手术创伤小、疼痛轻、恢复快,用的是机械手。利用这种小刀,可以把肌瘤切除,或直接把子宫切除。

(4)子宫输卵管造影:是将造影剂自子宫颈管注入子宫腔及输卵管腔后进行 X 线摄片,了解子宫及输卵管内腔情况的诊断方法。理想的子宫造影不但可显示黏膜下肌瘤的数目、大小,且能定位。因此,对黏膜下肌瘤的早期诊断有很大帮助,而且方法简单。对有肌瘤处进行造影摄片可显示宫腔内有充盈缺损。

(5)MRI 检查:MRI 有多层面、多方向成像的能力,在子宫肌瘤的诊断中有较高价值,对于较小的肌瘤检出率高于 B 超,也属于无创伤性检查。但因检查价格相对较高,不作为常规检查。MRI 是检查中的贵族,在 B 超检查看不清、经济许可时可以采用。

对于隔着肚皮看不到的瘤子,把它揪出来的办法很多,总结起来就是用各种方式给它照相,看清楚它的样子,就可以有针对性地解决它了。

7. 子宫肌瘤的治疗方法如何选择

患子宫肌瘤后,很多女性朋友会变得很紧张,其实大可不必"谈瘤色变"! 子宫肌瘤在女性中非常常见,一般多为良性,不会危及生命。

子宫肌瘤会不会恶变呢? 答案是"会"。恶变的肌瘤称为子宫肉瘤,多见于绝经后子宫肌瘤伴有疼痛和出血的患者,但肌瘤发生恶变的概率很低,只有 0.4%~0.8%。

子宫肌瘤在比较小和没有症状的时候,一般不用治疗,也不需要吃药,女性要学会与肌瘤"和平共处"。70% 的成年女性会长子宫肌瘤,不都是需要治疗的,很多人绝经后肌瘤会自己萎缩。如果发现自己患子宫肌瘤无须恐慌,及时找专科医生咨询和诊治。

子宫肌瘤的治疗方法包括随访观察、药物治疗及手术治疗等,要根据患者年龄、有无生育要求、肌瘤的生长部位、大小、生长速度、临床症状、并发症,同时结合患者的心理状态、经济条件、医院治疗条件等综合判断,最终确定治疗方法。

随访观察适用于肌瘤小且无症状或近绝经年龄患者。药物治疗适用于增大子宫如妊娠子宫 2 个月大小以内,症状不明显或较轻,近绝经年龄及全身情况不能手术者。手术治疗适用于子宫 ≥ 妊娠子宫 2.5 个月大小、症状明显导致继发贫血者。

近年来,中医药治疗也逐渐受到重视。部分中医采用化瘀消症、辨证论治的方法,通过中药调理,必要时结合米非司酮联合治疗,减少出血、缓解症状,达到治疗子宫肌瘤的效果,对子宫肌瘤引起的出血、经量增多导致的贫血,严重影响患者生活质量等情况有较好疗效,但相关临床研究较少。中医药治疗子宫肌瘤的临床应用还有待更深入的研究。

除了以上治疗方法,还有经导管子宫动脉栓塞术、射频消融术、高强度超声聚焦消融术等。子宫肌瘤患者在选择治疗方法时应多与妇科专科医生深入交流,以期选择最合适的方法,达到最好的治疗效果。

8. 子宫肌瘤的期待治疗

一旦长了肌瘤就会越来越大吗? 其实不然。

为什么患者的年龄对子宫肌瘤的治疗抉择很重要? 因为子宫肌瘤是性激素依赖性肿瘤,恶变率低。患者一旦绝经,雌孕激素水平低落,肌瘤可自然萎缩甚至消失。所以,近绝经年龄的患者,如果肌瘤小且月经量不多,可以随访观察,期待治疗。一般应 3~6 个月复查 1 次,检查若无特殊,可一年复查 1 次。复查时需了解是否有症状,行妇科检查明确子宫形态、大小有无变化,需要时辅以 B 超检查对比。随访期间如出现明显症状(月经量增多或压迫症状等)或发现肌瘤明显增大,应考虑及时改变治疗方案。

9. 子宫肌瘤的药物治疗

有没有什么药可以治疗子宫肌瘤? 这是许多子宫肌瘤患者最关心的问题。是病就得吃药,是大多数国人的观点。其实,大多数子宫肌瘤的患者不需要吃药,药物仅用于少数患者。子宫肌瘤的治疗药物主要有以下几种:

(1)雄激素:对抗雌激素,使子宫内膜萎缩,直接作用于平滑肌,使其收缩而减少出血,并使近绝经期患者提早绝经。其实机制就是用与雌激素作用相反的药物,跟它对着干,扭转它的作用。丙睾(丙酸睾丸酮):25mg 肌内注射,每 5 日 1 次;月经来潮时,25mg 肌内注射,每日 1 次,共 3 次。每月总量不超过 300mg。大剂量可引起女性的男性化、浮肿、肝损害、黄疸、头晕等。所以,仅适用于月经较多的近绝经期患者。

(2)促性腺激素释放激素激动剂(GnRH-a):能抑制垂体、卵巢功能,降低雌激素水平,其机制就是从根源上掐掉雌激素的分泌,适用于治疗小肌瘤(≤妊娠子宫 2 个月大小)、经量增多或周期缩短、绝经期过渡期患者。如戈舍瑞林 3.6mg/ 支,每 4 周皮下注射一次,连用

3~6 个月。

(3)拮抗孕激素药物——米非司酮：与孕激素竞争受体，拮抗孕激素作用。这种常见药物和孕激素抢伴侣，让它起不了作用。用法是 12.5~25mg，口服，每日 1 次，连服 3 个月。米非司酮更适宜作为术前用药，可缩小瘤体，改善贫血，减轻盆腔充血。近绝经患者服用，可能提前绝经。

还有其他的各种药物，通过不同方式抑制肌瘤生长。服药简单方便，避免开刀，但停药后肌瘤可能长大。想要长期抑制肌瘤，只能持续吃药，是药三分毒，药物都是有各种副作用的，所以长期服用激素类药物是不现实的。

10. 子宫肌瘤的手术治疗

手术是治疗子宫肌瘤最常用的方法，可供选择的手术方式有很多。多数患者由于不了解各种手术方式的优劣，很难抉择。子宫肌瘤手术主要而常见的术式有子宫肌瘤剥除术、次全子宫切除术和全子宫切除术。

(1)全子宫切除术：优点是完整切除病变的子宫及肌瘤，无复发及宫颈残端癌之忧。缺点是手术相对复杂，患者丧失生育能力，对女性的心理状况也有一定影响。此外，由于切断了子宫的各组韧带，破坏了盆底的完整性。简单来说就是打击面广，好处就是以后再也不会复发。适用于没有生育要求，肌瘤较多、较大及有相关并发症的患者。

(2)子宫次全切除术（只切除子宫体不切除宫颈）：手术方式相对简单，手术时间短，并发症少，可保持盆底结构的完整性。但术后存在宫颈残端癌和宫颈肌瘤的可能性，应定期进行妇科检查。此种术式打击面稍小，但由于留有星星之火，将来有燎原的可能，近年来较少使用。

(3)子宫肌瘤剥除术：手术保留子宫，不影响卵巢功能，保留了生育功能。缺点是多发肌瘤可能无法剥除干净，复发率也比较高，剥除术后患者妊娠、分娩有子宫破裂的危险。适用于肌瘤较少，要求保留生育功能的患者，换句话说就是精准打击了肌瘤，保住了子宫，但以后瘤子有可能再长，需要定期复查。

　　上述三种手术方式均有开腹手术、腹腔镜手术和阴式手术三种手术入路选择：①开腹手术已开展多年，直接在下腹部开一个比较大的切口，手术难度较小，临床医生有丰富的经验，而且在多发子宫肌瘤的剥除术中能直接触摸子宫和肌瘤，提高肌瘤剥除手术的剥净率。甚至可以用手揪着整个瘤子提出腹盆腔外，手术简单利索。②腹腔镜手术是在腹部开 3~4 个直径 5~12mm 的小切口，通过这些小切口插入摄像镜头和专用的腹腔镜手术器械，医生通过观察摄像头传出的图像，在体外操作完成手术。这种术式有切口小、疼痛轻、盆腔粘连可能性小、术后恢复快等优点，相对于开腹手术的缺点就是无法用手触摸肌瘤，较深、较小的肌瘤没办法剥除，手术难度也相对较大。随着腹腔镜手术技巧的提高和手术器械的改善，腹腔镜在临床上将有更广阔的应用前景。③阴式手术顾名思义就是利用阴道这一自然腔道进行手术，女性子宫通过阴道与外界相通，子宫的大部分手术可利用阴道这一天然孔穴进行。阴式手术创伤小、恢复快，但由于视野有限，若盆腔粘连、子宫体积大等会增加手术难度，有损伤周围器官的可能，不是所有患者都适合行阴式手术。

　　若患者仅有黏膜下肌瘤可以用宫腔镜切除。宫腔镜是将很细的摄像头通过阴道、宫颈放入子宫腔内，对子宫腔进行观察，发现肿瘤后，用一个带电的器械把肿瘤切下来。腹部无切口，手术创伤小，适用于较小的黏膜下肌瘤。

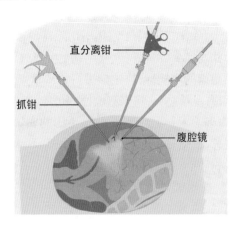

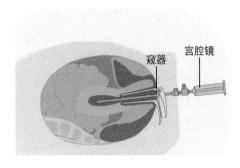

观器　宫腔镜

腹腔镜和宫腔镜手术示意图

世上没有两片一模一样的叶子,也没有长得一模一样的肌瘤,每位肌瘤患者都有自己的特点,要根据具体情况决定如何切除肌瘤,以期达到满意的治疗效果。

11. 子宫肉瘤不是肌瘤

子宫肌瘤和子宫肉瘤一样吗? 虽然名字如此相似,看起来就像一对双胞胎,很容易让人混淆,但是两者的"品性"却截然不同。子宫肌瘤是良性肿瘤,对人体健康的威胁并不大,治疗方面可以根据具体情况选择;子宫肉瘤是恶性肿瘤,它甚至会威胁生命,其治疗与其他恶性肿瘤一样有严格的规则。

子宫肉瘤是罕见的子宫恶性肿瘤,约占女性生殖系统恶性肿瘤的 1%,占子宫恶性肿瘤的 3%~7%,多见于 40~60 岁女性。子宫肉瘤分为原发性和继发性,可原发于子宫肌层、肌层内结缔组织及子宫内膜间质,亦可继发于恶变的子宫平滑肌瘤。

子宫肉瘤最常见的症状是异常阴道出血,其次是摸到腹部有包块,或有腹痛、腹胀等不适。肿瘤若生长过快可能发生破溃、感染、形成溃疡等,阴道可有大量脓性分泌物排出并伴有恶臭;肿瘤若增长过大,压迫膀胱或直肠,可出现小便难拉、大便难解等压迫症状。这些症状有时与子宫肌瘤的症状很相似,难以区分。

此外,绝经后女性未使用激素替代治疗,检查发现子宫肌瘤持续增大明显;绝经期前后女性或幼女异常阴道流血伴子宫增大;既往曾接受过盆腔放射治疗的女性,子宫突然增大,伴异常阴道流血,或伴腹痛等症状,应考虑子宫肉瘤的可能性。长期使用他莫昔芬可使子宫肉瘤的发病风险增加 3 倍,长期口服他莫昔芬的女性,若出现短期内子宫明显增大,一定要前往专科就诊排除子宫肉瘤的可能。

总的来说,子宫肉瘤与子宫肌瘤的差异在于,子宫肉瘤比子宫肌瘤生长速度快,规律进行检查的子宫肌瘤患者,一旦发现肿瘤迅速长大要引起重视。

那有什么检查能发现这个可怕的恶魔吗? 子宫肉瘤无特异的肿瘤标志物或血清学标志物,通过血液检查很难发现。而且,子宫肉瘤和子宫肌瘤的影像学表现也非常相似,通过 B 超、MRI、CT 扫描等也许可以预测子宫肉瘤,但仍然不能确诊。只有将其组织进行病理检查才能最终诊断。因此子宫肉瘤的发现几乎都是在手术之后。

子宫肉瘤中常见的是平滑肌肉瘤和子宫内膜间质肉瘤。无论哪一种子宫肉瘤,都会随血液向全身转移。若转移到肺部,变大后会引起呼吸困难,威胁生命。

手术为主要的治疗方法,术后适当辅助内分泌治疗、化疗或放疗可降低患者复发风险。

(王銮虹　李从铸)

第三节　子宫内膜癌

1. 什么是子宫内膜癌

子宫是孕育生命的摇篮。当受精卵被运送到宫腔后,子宫黏膜层最先发生改变,开始孕育新的生命,子宫内膜细胞恶变也是从这里开始。

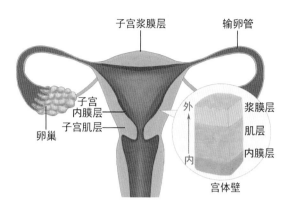

子宫解剖示意图

　　子宫内膜癌是起源于子宫腔黏膜上皮的恶性肿瘤,子宫内膜上皮细胞受到各种致癌因子的刺激,发生不可抑制和不可逆转的增生,最终变成癌细胞。随着时间推移,癌细胞会侵犯肌层,甚至突破子宫,转移至卵巢、腹膜后淋巴结及远处器官。

　　子宫内膜癌属于妇科"三大癌"之一,占女性生殖系统恶性肿瘤的 20%~30%,占女性全身恶性肿瘤的 7%,平均发病年龄为 60 岁左右,也就是说好发于绝经女性。随着人类平均寿命的延长,子宫内膜癌发病率在世界范围内呈上升趋势,且年轻患者的比例也越来越大。《2016 年中国癌症发病率和死亡率》显示,2016 年中国新发子宫内膜癌患者 7 万多人。

2. 子宫内膜癌好发人群

　　(1)子宫内膜致癌因素:子宫内膜致癌因素很多,雌激素是目前公认的子宫内膜癌的主要致病因子,分为外源性和内源性。①外源性雌激素主要来自雌激素替代治疗:部分女性因绝经后难以忍受围绝经期症状,如潮热、失眠、烦躁等,口服单一的雌激素替代治疗,增加了子宫内膜癌的发生率。如果围绝经期症状很重,确实需要口服雌激素治疗,必须在妇科医生的全程指导下,口服雌激素同时还需口服孕激素对抗。另外,部分乳腺癌患者,因术后需辅助治疗口服他莫昔芬,而他莫昔芬具有较弱的雌激素作用,长时间应用也会导致子宫内膜增厚、子宫内膜息肉形成,甚至发生子宫内膜癌。因此,口服外源性雌激素时,需定期B超检查,密切随访。②内源性雌激素,主要是一些肿瘤引起雌激素增加,如卵巢颗粒细胞瘤、卵泡膜细胞瘤等,这些肿瘤细胞分泌雌激素有时会引起内膜增厚,但肿瘤本身导致内膜癌发生的概率很低,往往还没等内膜发生癌变,原发肿瘤就已经被发现并切除了。

(2)子宫内膜癌伴发高危因素:子宫内膜癌的发生通常伴有很多高危因素。①未孕、不孕:现在很多年轻女性因为各种各样的原因对生育都不积极,甚至恐惧,但其实生育对女性是有很多好处的,未生育过的女性患子宫内膜癌的风险是已生育女性的2~3倍。②肥胖、高血压、糖尿病:这三种疾病被称作子宫内膜癌发病相关的"三联征"。肥胖的人脂肪多,脂肪可以产生雌激素,对子宫内膜长期刺激、增厚,子宫内膜增生及癌变的风险也增高。糖尿病患者患子宫内膜癌的概率是正常人的2.8倍。所以,平时坚持体育锻炼、低脂饮食、多吃水果和蔬菜等对减少子宫内膜癌的发生有一定帮助。③晚绝经:绝经晚(>52岁)的女性患子宫内膜癌的概率为49岁以前绝经女性的2~4倍,晚绝经有时并不一定是好事。

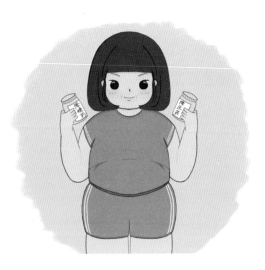

（3）子宫内膜癌遗传性：部分子宫内膜癌具有遗传性。有卵巢癌、乳腺癌和肠癌家族史者，患子宫内膜癌的危险性增加。因此，需要注重遗传基因检测有无异常。如遗传性非息肉病也称林奇综合征（Lynch syndrome），是一种常染色体显性遗传病，患者终身患子宫内膜癌的风险高达 30%~60%，国际妇产科联盟（FIGO）指南推荐这部分人群从 35 岁后需每年行经阴道超声检查及子宫内膜活检，直至接受预防性子宫切除术为止。

3. 子宫内膜癌早知道

子宫内膜癌是一个相对"善良"的恶性肿瘤，经常在早期就有很多信号提醒，所以女性朋友平时要多注意身体发出的异常信号，及时发现，及时就医，及时诊治。

（1）绝经后阴道流血：子宫内膜癌的主要表现就是绝经后阴道流血或围绝经期的月经紊乱。很多人把绝经后阴道流血误认为"月经"，也认为围绝经期月经紊乱是女性必经的生理过程，所以即使出现这些"征兆"，很多人并没有引起重视。月经是伴随卵巢周期性排卵而出现的子宫内膜周期性脱落及出血，具有周期性、规律性；绝经后妇女阴道流血，没有周期性、规律性。但是绝经后阴道流血不是子宫内膜癌特有的，宫腔息肉、黏膜下肌瘤、宫颈息肉、卵巢肿瘤等也可发生，也有可能是其他妇科恶性肿瘤，如宫颈癌等。所以，绝经后阴道流血不是年轻的表现，而是子宫发出的"求救"信号，一旦出现，一定尽早到专科就诊治疗。

（2）育龄期阴道不规则流血：子宫内膜癌在育龄期女性表现为月经间期的不规则流血，量多少不一，甚至时有时无，需与功能失调性子宫出血（dysfunctional uterine bleeding，DUB，简称功血）相鉴别。DUB 主要以月经周期和经期改变为主，如月经量明显增多、经期明显延长等。子宫黏膜下肌瘤、子宫内膜息肉、卵巢子宫内膜异位囊肿等也可引起育龄期女性阴道不规则流血，这些疾病基本可以通过询问病史、完善 B 超或宫腔镜检查确诊。另外，服用某些激素类药物或放置宫内节育器后前几个月，也可导致月经紊乱或月经间期异常阴道流血。合并其他内分泌疾病,如甲状腺功能亢进、糖尿病等,有时也会导致阴道不规则流血。子宫内膜癌主要高发于绝经后女性,在40岁以前很少发生,所以,年轻女性要重视,但不必过分担心。

(3)阴道排液:并不是所有子宫内膜癌患者都表现为阴道不规则流血,一部分患者也可出现阴道排液,表现为米汤样分泌物,有时会夹杂血丝,如合并感染会呈黄绿色脓性分泌物,伴有恶臭。有时因宫腔肿瘤生长过快,大量如同烂肉样坏死组织随着血性液体或分泌物排出。

(4)其他:因流血时间过长或量过多,可出现贫血症状,如面色苍白或蜡黄,浑身乏力。有时也会因宫腔肿瘤较大导致子宫明显增大,可扪及下腹部包块,按压时有时伴疼痛,甚至出现憋尿困难或无法排尿的情况。年轻女性也可能因宫腔肿瘤影响导致不孕或早期流产。

4. 子宫内膜癌诊断之路

子宫内膜癌主要靠病史、妇科检查、影像及病理检查确诊。

(1)病史:病史是疾病诊断的第一手资料。任何疾病的诊断,医生首先要了解患者的病史。如有不孕、推迟绝经、癌症家族史、遗传性非息肉病性结直肠癌病史,或合并肥胖、高血压、糖尿病,或长期口服他莫昔芬等激素类药物,需重点排查。

(2)体格检查:医生通过妇科检查可以了解阴道异常出血来自哪里,宫颈还是宫腔出血,还可了解子宫大小、宫颈、卵巢有无侵犯等,同时还能了解腹股沟或锁骨上淋巴结有无肿大。当然,肿大淋巴结不代表一定出现了转移,也可能是炎性反应,在触摸时多伴有疼痛。

(3)超声检查:超声检查首选盆腔彩超,简单、方便、经济,并且可以了解子宫大小、宫腔占位大小、肌层有无浸润、附件有无转移,详细可参详第八章"发现女性肿瘤的透视眼——超声检查"相关内容。

(4)CT检查:CT或MRI检查可以进一步了解子宫受侵程度,如是否有宫颈受侵、肌层侵犯深度,以及腹膜后淋巴结有无转移,可以更好地指导临床治疗。PET-CT主要用于子宫内膜癌全身转移的评估,或远处转移CT或MRI无法确定的病例。当然,任何一种检查都不可能百分之百准确判定出肿瘤的状态,包括 PET-CT。

(5)肿瘤标志物:血清 CA125 升高主要出现在部分子宫内膜癌患者,特别是病灶已超出子宫的晚期患者。

(6)病理学诊断:病理学检查是诊断子宫内膜癌的金标准,但必须先取到内膜组织,方法有分段诊刮术和宫腔镜下活检。分段诊刮是确诊或排除子宫内膜癌的方法,但因分段诊刮是盲刮,早期病灶有漏诊可能,而宫腔镜活检可以在直视下对可疑部位进行活检,提高诊断的准确性。

(7)警惕病理学"假阴性":绝经后出现阴道流血,分段诊刮后宫腔没有刮出组织或刮出少量组织,送检病理未发现癌细胞,这时须谨慎对待。病理阴性结果,主要有以下可能:宫腔确实没有癌组织,其他原因引起的异常阴道流血,比如子宫内膜息肉、黏膜下肌瘤等;早期子宫内膜癌,癌组织非常少,或位置比较特殊,比如一侧宫角,盲刮未取到组织;子宫体恶性肿瘤:少数子宫肉瘤或癌肉瘤患者,肿瘤组织主要位于肌层,刮宫有时很难取到组织。遇到以上情况时须进一步行宫腔镜检查,必要时宫腔镜下活检,明确诊断。

5. 宫腔肿瘤不等于子宫内膜癌

许多女性因为体检或月经异常去医院就诊,盆腔彩超检查提示"宫腔占位"或"宫腔肿瘤",以为自己得了子宫内膜癌,非常害怕。其实,宫腔肿瘤除了可能是子宫内膜癌,也可能是常见的良性疾病,比如黏膜下子宫肌瘤、宫腔息肉等;也可能是发病比较低的恶性肿瘤,如子宫腺肉瘤等。那如何鉴别呢?

(1)黏膜下子宫肌瘤:黏膜下子宫肌瘤好发人群是育龄女性,主要表现为月经的改变,月经量明显增多伴或不伴血块,或月经期明显延长,周期缩短,部分黏膜下肌瘤因脱出宫颈口外,引起白带增多,感染时可出现异味,需与宫颈癌鉴别,普通妇科检查即可发现。盆腔彩超基本可以诊断,治疗首选宫腔镜,有时肌瘤太大须分次手术治疗。

(2)宫腔息肉:宫腔息肉也非常常见,主要表现为月经增多或月经间期异常阴道流血,因质地和肌瘤不同,盆腔彩超可以鉴别。首选宫腔镜,既可镜下观察,又可镜下治疗,创伤小,恢复快。

（3）子宫腺肉瘤：子宫腺肉瘤好发于绝经女性,表现为阴道异常流血。典型的子宫腺肉瘤在子宫腔内呈息肉状生长,B超检查很难与宫腔息肉区分,有时病理也很难诊断,但它是恶性肿瘤,需要切除子宫和双侧卵巢、输卵管。

6. 子宫内膜癌的家族

子宫内膜癌家族有很多,主要包括子宫内膜样腺癌、黏液性癌、浆液性癌、透明细胞癌、未分化癌、去分化癌、神经内分泌肿瘤及混合性癌。癌肉瘤以前被归为肉瘤,现在被认为是去分化的子宫内膜癌。不同分型代表的预后不一样。就好比将犯罪分子分为很多种,不同的犯罪类型对社会造成的危害不同,接受的处罚也不同。

子宫内膜样腺癌和黏液性癌就好比常见的普通犯罪分子,剩余六种就是罪大恶极的"犯罪分子",除了极少数早期病例,大部分患者治疗效果非常差。子宫内膜样腺癌按肿瘤细胞分化程度分为高、中及低分化（G1、G2和G3）,G1型相对恶性程度低,G3型恶性程度最高,G2型则介于二者之间。

子宫内膜癌不仅有组织学类型的分类,还有分子分型分类。2013年癌症基因组图谱（The Cancer Genome Atlas,TCGA）对子宫内膜癌进行了迄今最为全面的分子分型分析,通过基因检测将子宫内膜癌分为4种分子亚型：①POLE超突变型；②高突变性微卫星不稳定型；③低拷贝型；④高拷贝型。研究发现,POLE超突变型预后良好,即使组织类型是G3型,这就解释了为何有些患者组织分型不好（G3）,治疗效果却非常满意,很可能其分子分型是POLE超突变型。高拷贝型治疗效果最差,子宫内膜浆液性癌及高达25%组织分型为G3型的子宫内膜样腺癌基因检测表现为高拷贝型。其余两种分子分型的子宫内膜癌治疗效果介于中间,高突变性微卫星不稳定型子宫内膜癌提示可能对免疫治疗有效。肿瘤分子分型有助于提示不同肿瘤亚型的预后及选择相应的针对性治疗策略。

7. 子宫内膜癌"早晚"之分

很多人在知道自己患子宫内膜癌后,经常问到一个问题:"医生,我是早期吗？"子宫内膜癌的分期通常采用国际妇产科联盟(FIGO)2009 子宫内膜癌分期标准,具体见表 1。

表 1 FIGO 2009 子宫内膜癌分期

分期	描述
I	肿瘤局限于子宫体
I A	肿瘤局限于内膜层或浸润深度<1/2 肌层
I B	肿瘤浸润深度 ≥ 1/2 肌层
II	肿瘤侵犯宫颈间质,但无子宫体外蔓延
III	肿瘤局部和 / 或区域扩散
III A	肿瘤累及浆膜层和 / 或附件
III B	阴道或宫旁受累
III C	盆腔淋巴结和 / 或腹主动脉旁淋巴结转移
III C1	盆腔淋巴结阳性
III C2	腹主动脉旁淋巴结阳性和 / 或盆腔淋巴结阴性
IV	肿瘤侵及膀胱和 / 或直肠黏膜和 / 或远处转移
IV A	肿瘤侵及膀胱和 / 或直肠黏膜
IV B	远处转移,包括腹腔内和 / 或腹股沟淋巴结转移

从表 1 可以知道,子宫内膜癌分期通常采用手术 - 病理分期,也就是一定是做完手术,病理结果出来之后才能确定分期。一般来讲,早期子宫内膜癌,也就是表中的 I、II 期主要局限在子宫。中晚期子宫内膜癌,也就是表中的 III、IV 期,代表已经出现了远处转移。

8. "微创"与"开腹"孰优孰劣

子宫内膜癌治疗主要是手术治疗,最标准的手术方式是筋膜外全子宫＋双侧输卵管、卵巢切除术。切除子宫后，若发现肿瘤直径大于 2cm 或肿瘤侵犯超过 1/2 肌层，还需要清扫腹膜后淋巴结，明确有无远处转移，为术后辅助治疗提供依据。

很多人可能对淋巴结不太熟悉，我们先来了解什么是淋巴结。人体内除了血管这个循环系统，还有淋巴通路循环系统，伴随着人体动静脉，淋巴结就类似于这些循环通路的一个个驿站，当人体发生炎性反应或出现癌转移时，相应部位淋巴结就会变大，比如感冒时颏下淋巴结会触及增大，但炎性反应增大的浅表淋巴结多数伴有疼痛，癌转移淋巴结早期多不伴疼痛，盆腹部淋巴结因位于盆腹腔，不易触及，多数需靠影像学才能明确是否肿大。腹膜后淋巴结增大不代表一定出现了癌转移，也可能是因为肿瘤坏死或感染出现的炎性反应，最终确诊需切除后送病理科化验，这也是为何许多妇科肿瘤都需切除腹膜后淋巴。

随着医疗技术的进步，腹腔镜技术已被广泛应用于妇科肿瘤的治疗，子宫内膜癌也可以选择腹腔镜手术治疗。传统手术和腹腔镜手术哪种更好呢？从手术切口来看，传统手术术后在腹部留下一个至少 12cm 切口，如果遇到特殊类型或出现上腹部转移，手术切口可长达 25cm，术后疼痛更强，腹部切口疤痕影响美观，特别一些疤痕体质患者，术后疤痕巨大，不仅影响美观，很多人因为疤痕增生导致皮肤瘙痒难耐，影响日常生活。腹腔镜手术，也就是大家口中的"微创"手术，只需在腹部打 4~5 个直径 0.5~1cm 的小洞即可完成操作，镜头带有放大功能且可以到达盆腹腔任何一个地方，看得更清更远，不再受手术切口太小的影响，上腹部探查只能手摸不能眼看。听起来好像开腹手术已经没有存在的价值了，其实不然。"微创"手术也是有短板的。假如宫腔病灶非常大，子宫无法经阴道完整取出，须分解子宫才可以取出，这个过程可能造成肿瘤外溢，形成医源性扩散和种植，增加复发的可能性；另外，微创手术不能用手直接触摸腹膜后淋巴结，有时无法感知腹膜后淋巴结是否肿大。所以，"微创"与"开腹"各有利弊，选择的前提一定要遵循无瘤原则，不可勉强，盲目追求"微创"。

9. 术后辅助治疗是必须的吗

子宫内膜癌治疗主要包括手术治疗,术后化疗、放疗或内分泌治疗,以及现在比较火热的免疫治疗,需要根据病情决定是否补充。

(1)子宫内膜癌化疗

1)化疗:子宫内膜癌的化疗主要用于复发、转移(Ⅲ~Ⅳ期)、具有高危因素的早期患者和特殊类型患者,如子宫内膜浆液性乳头状腺癌、透明细胞癌、子宫内膜癌肉瘤等。

2)化疗方案:化疗药物有很多种,目前首选化疗方案是紫杉醇/卡铂或卡铂/紫杉醇/曲妥珠单抗[用于Ⅲ期/Ⅳ期或复发的人类表皮生长因子受体-2(human epidermal growth factor receptor,HER-2)阳性子宫浆液性腺癌]。其他推荐的化疗方案和药物包括:卡铂/多西他赛,顺铂/多柔比星等。目前,随着免疫药物的研发,免疫治疗在恶性肿瘤治疗中非常火热,许多临床试验也证实,部分患者化疗联合免疫治疗效果优于单纯化疗。

3)化疗副反应:化疗过程多数患者都会出现脱发、恶心、呕吐以及骨髓抑制(白细胞、红细胞和血小板下降)等副反应,给患者带来了巨大的恐惧和痛苦。目前,脱发可以通过戴冰帽,减少药物进入头皮起到一定的缓解作用,或选择无脱发副反应的药物,比如脂质体阿霉素等,且化疗全部结束后多数患者半年可以重新长出新发;恶心、呕吐及骨髓抑制等化疗副反应均有药物或仪器可预防和治疗,且效果良好,多数于化疗结束后一周至十天左右消失。

(2)子宫内膜癌放疗

1)放疗:子宫内膜癌的放疗主要包括外照射放疗和阴道近距离放疗。外照射放疗,首先放疗科医师根据患者CT将需要治疗的范围画出来,然后患者每天在机器房接受放射线治疗十分钟左右,需要治疗25次左右。阴道近距离放疗是将放射源置于阴道内治疗,防止阴道复发。部分患者不适宜手术治疗,可选择外照射放疗和/或阴道近距离放疗。

2)放疗方式的选择:子宫内膜癌的放疗主要用于术后有高危因

素的患者。Ⅰ期患者术后是否需要补充放疗,须结合患者有无高危因素、肌层浸润深度和组织学分级。高危因素主要包括:年龄≥60岁;深肌层浸润;淋巴血管间隙浸润。高危因素越多,术后复发可能性越大,越需要术后补充放疗。阴道残端愈合后尽早开始放疗,最好不超过3个月。部分Ⅰ期患者,如肿瘤较大或肿瘤侵犯深肌层,需要行腹膜后淋巴结清扫,但由于各种原因术中没有清扫,术前或术后影像学检查也未发现残留病灶和转移病灶,则可选择阴道近距离放疗。Ⅱ期患者术后基本都需要外照射放疗和/或阴道近距离放疗。如果术中实施了广泛或次广泛子宫切除术,也就是说术中切除的范围足够大,术后切缘也没有发现癌细胞,也可以选择观察。Ⅲ期患者术后推荐化疗和/或免疫治疗±外照射放疗±阴道近距离放疗。Ⅳ期患者治疗应个体化。

3)放疗副反应:放疗过程或放疗结束后可能出现放射线直肠炎、膀胱炎等放疗副反应,表现为大小便次数增多,多数伴疼痛。随着时间推移,这些症状会逐渐好转。但也有少数患者,在放疗结束后数年甚至十年后还会出现直肠瘘。

(3)子宫内膜癌内分泌治疗

1)内分泌治疗:内分泌治疗也称激素治疗,多用于保留生育功能的年轻患者,仅适用于分化好、雌激素/孕激素受体阳性的子宫内膜样腺癌患者。尤其是肿瘤病灶较小且生长缓慢的患者。

2)内分泌治疗药物:推荐用药包括孕激素类、芳香化酶抑制剂、他莫昔芬及氟维司群。

3)内分泌治疗副反应:虽然放疗、化疗副反应大,但内分泌治疗也有一定的副反应,如肝功能受损、血栓性疾病及水钠潴留等。

(4)子宫内膜癌免疫治疗:免疫治疗在部分妇科恶性肿瘤患者中显示出一定的临床疗效,目前主要用于晚期和复发性癌经常规治疗失败的患者。在三大妇科恶性肿瘤中,免疫治疗对子宫内膜癌的疗效最好。既可选择单用,也可和其他免疫抑制剂、抗血管生成靶向药物或化疗药物联合治疗。

10. 不能让癌细胞剥夺女性做妈妈的权利

目前子宫内膜癌的发病呈年轻化趋势,再加上婚育观的改变,晚婚甚至不婚的女性越来越多,许多未完成生育计划的女性被诊断为子宫内膜癌,她们有非常强烈的保留生育功能的意愿。经过长期的临床探索和实践,早期子宫内膜癌保留生育功能是安全、可行的,但必须经过严格筛选。美国国立综合癌症网络(National Comprehensive Cancer Network,NCCN)指南及欧洲妇科肿瘤学会(European Society of Gynecological Oncology,ESGO)、欧洲放射治疗与肿瘤学会(European Society for Radiotherapy & Oncology,ESTRO)均有共识。

保留生育功能应严格筛选患者,必须符合以下标准:①分段诊刮标本经病理专家核实,病理类型为子宫内膜样腺癌,G1 型。②MRI 检查(首选)或经阴道超声检查发现病灶局限于子宫内膜。③影像学检查未发现可疑的转移病灶。④无药物治疗或妊娠的禁忌证。⑤经充分解释,患者了解保留生育功能并非子宫内膜癌的标准治疗方式,并在治疗前咨询生殖专家。⑥对合适的患者进行遗传咨询或基因检测。⑦治疗前明确排除妊娠。

治疗方法:可选择甲地孕酮、醋酸甲羟孕酮和左炔诺孕酮宫内缓释系统治疗,进行体质量管理及生活方式调整相关咨询。治疗期间每 3~6 个月经分段诊刮或子宫内膜活检进行内膜评估,若子宫内膜癌病灶持续存在 6~12 个月,则行全子宫 + 双附件切除 + 手术分期,术前可考虑行 MRI 检查;若 6 个月后病变完全缓解,鼓励患者受孕,孕前持续每 6 个月进行内膜取样检查;若患者暂无生育计划,给予孕激素维持治疗及定期监测。

完成生育或疾病进展:完成生育后或内膜取样发现疾病进展,即行全子宫 + 双附件切除 + 手术分期。再次强调,保留生育功能并非子宫内膜癌的标准治疗方式,而且保留生育功能不代表一定会成功生育,一定权衡利弊,不可滥用。

11."后治疗"时期——终身随访

(1)子宫内膜癌随访的重要性:子宫内膜癌是第二常见的妇科癌症和第六位致死性的女性癌症,由于症状出现比较早,大多数患者可以在早期得到准确的诊断和治疗,治愈率高,预后良好。绝大多数子宫内膜癌复发在初始治疗结束后 3 年内,所以,术后前 3 年定期随访极其重要。当然,也有少数患者远期复发,在治疗结束 5 年后,甚至10 年后出现复发,所以,定期、长期随访非常必要。

(2)子宫内膜癌随访内容:子宫内膜癌的随访内容主要根据患者治疗的情况,如术后无需补充任何治疗,则第一次随访一般在术后1 个月,了解患者术后恢复情况,此后每 3~4 个月随访 1 次,进行妇科检查,了解阴道残端及盆腔有无肿瘤复发,必要时进行抽血或影像检查,若无异常,要保证每半年至一年进行 次相应的影像学检查,如盆腔彩超或盆腹腔 CT、胸部 X 线检查,必要时进行 PET-CT 检查。若术后补充放(化)疗,对机体特别是骨髓都造成了一定的损伤,治疗结束后一个月需每周复查血常规 2 次,肝肾功能 1 次,必要时行心电图检查。由于无症状的阴道残端复发概率较低,所以不再推荐常规行阴道残端细胞学检查。但是,如果在随访间隔期出现异常阴道流血、胸闷、干咳、腰酸等既往没有的征兆,一定及时就诊,不要等到随访时间再来就诊。

(朱 彦 陈飞燕 李从铸)

第四节 宫 颈 癌

1. 宫颈癌——可以消灭的疾病

子宫颈,顾名思义,即子宫的颈部,其中央为前后略扁的长梭形管腔,上端通过宫颈内口与子宫腔相连,下端通过宫颈外口开口于阴道,内外口之间即宫颈管。子宫颈涉及女性妇科、产科、计划生育、妇女保健和生殖健康等疾病防治和保健问题,与女性自身的健康、家庭幸福、经济和社会问题,也与性和生殖等关系十分密切。

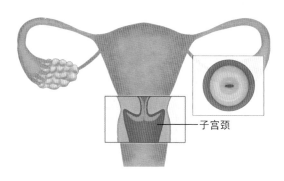

女性宫颈示意图

宫颈癌指原发于女性宫颈的恶性肿瘤,是妇科最常见的恶性肿瘤之一。根据 WHO 的数据,每年新增病例 53 万例,约 25 万女性死于宫颈癌,其中发展中国家占 80%。在中国,每年新增宫颈癌病例约 11 万例,死亡约 6 万例。宫颈癌的高发年龄为 45~65 岁,近些年有年轻化趋势。早期诊断和规范治疗的宫颈癌患者预后良好。近年来,由于宫颈癌根治术及同步放化疗得到广泛应用,宫颈癌的预后有所提高,但仍未能普遍达到"早期宫颈癌 5 年生存率超过 90%"的水平。

人乳头状瘤病毒(HPV)的持续性感染是宫颈癌发生的必要因素。西方发达国家由于筛查的普遍及 HPV 疫苗接种的普及,宫颈癌的发病率缓慢下降。因宫颈癌发生的病因明确,目前普遍认为宫颈癌是一种可以预防的癌症,对女性进行健康宣教及 HPV 疫苗接种是消除宫颈癌的有效途径。宫颈癌的一级预防是所有癌症中相对最容易的,因为发病原因非常清楚:高达 99% 的宫颈癌都是由高危 HPV 持续感染导致,因此,只要防住高危 HPV 感染,理论上就能预防几乎所有的宫颈癌! HPV 已经有很好的疫苗在中国上市了。目前市面上的宫颈癌疫苗分为 2 价、4 价和 9 价。简单而言,无论 2 价、4 价还是 9 价疫苗,只要正确接种,都能有效预防绝大多数高危 HPV 感染,并且显著降低宫颈癌发生率。具体选择哪一种疫苗,要考虑年龄、地域、身体状况、经济条件等多种因素。二级预防是指筛查早期病变或良性肿瘤,尽早除去隐患,防止变成恶性,目前有效的方法包括用肠镜筛查结直肠癌,用胃镜筛查胃癌,用 X 线和超声筛查乳腺癌等。宫颈癌不仅有疫苗,还有很好的二级预防(筛查)手段。宫颈癌是目前为止,唯一既有预防性疫苗,又有有效筛查手段的癌症类型。无论国家还是个人,这两把保护伞都应该好好利用。如果大家都能做好预防,相信在未来,宫颈癌将会变成一个罕见病。2020 年 11 月 17 日,WHO 启动了《加速消除宫颈癌全球战略》,包括我国在内的全球 194 个国家首次承诺要消除宫颈癌。全球 194 个国家一起承诺消除一种癌症,这在历史上是第一次!

2. 宫颈癌的前世——宫颈病变

宫颈癌均由宫颈病变发展而来,宫颈病变俗称癌前病变,目前使用二级分类法,即低级别鳞状上皮内病变和高级别鳞状上皮内病变。宫颈低级别鳞状上皮内病变(low-grade squamous intraepithelial lesions,LSIL):此阶段不必太担心,有近 60% 的 LSIL 患者在一年随访期内可自行恢复正常,也就是说大部分 LSIL 最终可以消退,其中 30% 的 LSIL 维持不变,仅 10% 的患者会发展为高级别鳞状上皮内病变。宫颈高级别鳞状上皮内病变(high-grade squamous intraepithelial lesions,HSIL):具有癌变潜能,HSIL 发展到宫颈癌通常需要几年到十几年的时间,如果能在此阶段及时阻止病变进一步发展变化,很大程度上可以避免宫颈癌的发生。

宫颈病变的初期女性多无明显症状。部分女性可能有阴道流液增多,白带异常,甚至伴有臭味,少部分女性可能出现同房后少许出血,或血丝状白带,但大多没有任何异常和不适,所以定期进行宫颈癌筛查尤为重要,这是发现宫颈癌前病变的最有效方法。

宫颈癌筛查通常称为"三阶梯"筛查,主要包含以下三步:

（1）第一步：宫颈液基薄层细胞学检查（thinprep cytologic test，TCT）和 HPV 检测。宫颈细胞学检查即采集宫颈部位的细胞，看看它们有没有发生肿瘤病变；HPV 检查是检测宫颈有无 HPV 感染。持续的 HPV 感染可导致宫颈鳞状上皮细胞出现病变，进而转变为宫颈癌，这个时间可长达十年或更长时间，反映宫颈癌发生发展中的连续过程。做这两项检测前需要做好如下准备：①检查前三天内不要做阴道冲洗或使用阴道内药物；② 24 小时内不要有性生活；③避免在月经期进行 TCT。

美国妇产科医师学会实践指南 157 号：宫颈癌的筛查和预防建议，有性生活的女性从 21 岁开始进行宫颈癌筛查，WHO 建议 21~65 岁的妇女需要进行定期筛查。21~29 岁女性每 3 年筛查一次 TCT，29 岁之前不建议行联合筛查，因为该年龄组的高危 HPV 感染率很高但宫颈癌发生率很低。有性生活的 30~65 岁女性，每 5 年行一次 TCT+HPV 联合检测。大于 65 岁的女性，如果在终止筛查前的 10 年内连续三次细胞学结果阴性，或连续两次 TCT+ 高危 HPV 检测阴性，且最近一次检查在过去 5 年内进行，即可终止筛查。既往没有宫颈病变且行全子宫切除的女性，无须筛查。

（2）第二步：阴道镜检查。如果第一步筛查有问题，医生通常建议患者行阴道镜检查。尤其是 HPV16/18 阳性时，无论宫颈细胞学检查结果如何，建议直接行阴道镜检查。

阴道镜检查主要的注意事项：①阴道镜检查前至少 24 小时内不应冲洗、上药、性交及妇科检查和宫颈涂片等，以免损伤宫颈上皮，影响观察；②宜在月经干净后 3~4 天进行；③严重炎症时应先抗感染治疗；④若行宫颈活检术，术后应注意阴道出血，避免同房。

阴道镜检查的缺点：①阴道镜检查不能观察宫颈管的病变，假阴性率可达 14%。诊断 ≥ CIN Ⅱ级病变的灵敏度为 81%，特异度为 71%。②阴道镜图像的解释带有一定主观性。其可靠性主要与阴道镜检查能否看到整个转化区和全部病变及专业人员的经验等因素有关。

（3）第三步：宫颈组织病理学检查。如果阴道镜检发现宫颈细胞有异常表现,则行宫颈多点活组织检查(简称"活检"),以获得宫颈组织病理学诊断。阴道镜在放大的情况下行宫颈活检术,若术后病理提示宫颈癌前病变,未明确恶性,可能需要行宫颈锥形切除术或环形电切术(loop electrosurgical excision procedure,LEEP 术),依据术后病理明确诊断。

宫颈癌筛查发现异常怎么办?宫颈癌筛查发现异常,应活检病理诊断宫颈鳞状上皮内瘤变,根据二级分类法即 LSIL 和 HSIL,明确处于哪个级别。如果宫颈活检病理诊断 LSIL,则暂时不需要进行手术治疗,只需随访观察,没有特殊情况半年或一年后复查 TCT 和 HPV。如果宫颈活检病理诊断 HSIL 包含 CIN Ⅱ~CIN Ⅲ,临床上就需要进行宫颈锥形切除,目的有两个:其一是明确诊断,除外隐匿的宫颈癌;其二是病灶切除治疗。对于仅仅为宫颈 HSIL,宫颈锥形切除已经足够,但对于没有生育要求或近绝经期的患者,如无条件随访,在宫颈锥形切除后再行子宫切除手术也是可行的治疗方法。

宫颈组织锥形切除有冷刀和高频电刀,目前临床上多数采用 LEEP 刀,具有手术快、出血少等特点,且不影响组织诊断。患者行 LEEP 术后仍须定期复查。一般切缘阴性的患者术后 6~12 个月宫颈细胞学联合 HPV 检测未发现病变持续存在迹象,建议 12 个月后再次复查,连续 2 次检查未见异常者,可每 3 年复查。如果 LEEP 术后仍有病灶残留,且为 HSIL,建议再次进行锥形切除术,不能再次重复切除且无生育意愿的患者也可考虑行腹腔镜下全子宫切除。

3. 关于 HPV,你需要了解的那些事

大量研究证实 HPV 持续性感染是宫颈发生癌前病变进而导致宫颈癌的必要因素。HPV 是一种环状双链结构的 DNA 病毒,可引起人体皮肤黏膜的鳞状上皮增殖。而阴道和宫颈上皮的细胞都是鳞状细胞,因此,HPV 喜欢在这两个地方存活。根据 HPV 致癌风险程度的强弱将 HPV 分为高危型和低危型两种类型。

(1)低危型 HPV:包括 HPV6、11、40、42、43、44、54、61、70、72、81 等,这类 HPV 主要引起生殖道肛周皮肤和阴道下部的外生性湿疣

类病变、扁平湿疣类病变和低级别子宫颈鳞状上皮内病变,多呈一过性,可自然逆转。HPV6、11两种类型可引起最常见的疾病是尖锐湿疣。典型的尖锐湿疣是非对称随机分布的,一般呈单发或多发针尖样、乳头状或菜花状肿物。

(2)高危型HPV:主要为HPV16、18、31、33、35、39、45、51、52、56、58、59、68、73、82共15种,我国宫颈癌最常见的高危型为HPV16、18、31、33、52、58。感染高危型HPV后可能很危险,持续性高危型HPV感染可能导致恶性肿瘤。皮肤型的高危型HPV可能导致皮肤癌;黏膜型的高危型HPV可能导致宫颈癌、阴道癌、外阴癌、肛门癌、阴茎癌,如果有特殊的性活动方式,还可能诱发口腔癌和咽喉癌。

HPV感染的传播途径:性传播是HPV感染的最主要途径,却非唯一途径,不应通过感染HPV与否去评判伴侣是否忠贞。但日常生活中必须倡导男女双方的性行为均要洁身自好,研究发现HPV感染率随性伴侣数量的增多而明显增加。性生活全程使用安全套可以在一定程度上降低HPV的传播率,但安全套无法覆盖性伴侣外阴皮肤间的亲密接触进而导致HPV感染,因此,安全套的使用也并非万能的安全之策。性活跃的男性感染HPV的概率高达90%,而且男性感染HPV后一般不会有明显的临床症状,有些人出现尖锐湿疣等生殖器疣后才发现自己感染了HPV。阴道内置棉条、阴道冲洗器等可增加感染HPV的概率。HPV还存在其他的传播方式,比如手、衣物、毛巾等。因此在日常生活中一定要养成良好的卫生习惯,勤洗手、避免使用公用物品接触外生殖器等。当然,除非生活在完全无菌的环境中,否则就有感染HPV病毒的可能。HPV还可经母婴传播,生殖道感染HPV的母亲在分娩过程中可能把HPV传染给新生儿。如婴儿呼吸道复发性乳头状瘤可能是患儿在分娩过程中从阴道分泌物中感染了HPV6/11所致。婴儿复发性呼吸道乳头状瘤病,还可导致婴儿缺氧后影响发育,甚至窒息死亡。

感染了HPV一定会得宫颈癌吗?答案是否定的。HPV感染其实很常见,女性一生中,尤其是在二三十岁性活跃的年龄,感染HPV的概率非常高。据不完全统计,性生活比较活跃的女性感染HPV概率高达 80%。因为人体有着强大的免疫功能,80% 以上的 HPV 感染都在 8~24 个月内通过自身免疫功能清除掉,即所谓的一过性感染,就像普通感冒一样,不需要治疗,依靠自身抵抗力就可以清除病毒。少部分人持续存在 HPV 感染,如一两年后仍持续存在,预示着此类感染者发生宫颈癌前病变或发生浸润癌的潜在风险明显增加。

如何预防 HPV 感染?针对引起肿瘤发生的病因预防属于肿瘤三级预防中最早和最为有效的一级预防,预防 HPV 的感染属于宫颈癌防治的一级预防。要做到防患于未然,以下几个措施有利于更好地预防 HPV 感染:

(1)接种 HPV 疫苗:几乎 100% 的宫颈癌是由高危型 HPV 感染引起,预防高危型 HPV 感染能大大降低宫颈癌的发生。HPV 疫苗的有效性及安全性已被广泛证实,WHO 建议将 HPV 疫苗作为宫颈癌防控策略的重要部分,HPV 疫苗迄今已在全球 130 多个国家和地区上市。越来越多的国家将其纳入国家免疫规划。2019 年统计数据显示,全球 HPV 疫苗已累计接种超 3 亿剂次。

(2)安全的性行为:安全的性行为可降低 HPV 感染风险。首先,性生活全程使用避孕套,虽然不能完全避免感染 HPV,但可以大大降低 HPV 感染的概率。其次,减少性伴侣的数量,多个性伴侣能增加 HPV 感染的机会,尤其要避免与有混乱性生活的人发生性关系。

(3)合理推迟首次性生活年龄:首次性生活年龄小于 19 岁的女性,感染 HPV 的概率明显增加。青春期女孩下生殖道发育尚未成熟,过早性生活会使子宫颈上皮多次重复暴露于某些细菌或病毒,产生潜在的细胞变异,数年后可能产生癌变。15~16 岁有初次性行为者 HPV 感染危险性是 ≥21 岁者的 2.55 倍,而不足 15 岁即有初次性行为者 HPV 感染危险性是 ≥21 岁者的 3.32 倍。

(4)预防和治疗生殖道感染/性传播疾病:生殖道感染/性传播疾病可能导致生殖道黏膜损伤,增加 HPV 感染的机会。微生物感染如淋球菌、沙眼衣原体、单纯疱疹病毒(HSV)、滴虫感染及真菌等可增加对 HPV 的易感性。我国人类免疫缺陷病毒(HIV)阳性妇女的 HPV 感染率高达 43%,显著高于一般女性 HPV 感染率(17.7%)。

（5）增强身体抵抗力：养成良好的作息习惯，保证充足睡眠，积极锻炼身体，均衡饮食。女性营养状况差，缺乏必需的营养素，可致HPV持续感染和宫颈癌的发生。吸烟者应戒烟，吸烟会影响机体的免疫功能，从而增加HPV感染率，积极戒烟可以预防HPV感染。

（6）男性包皮环切：研究提示，包皮环切手术除了可降低男性HPV感染率，也对预防女性HPV感染有效。因此根据WHO《子宫颈癌综合防控指南》推荐，包皮环切也作为子宫颈癌防控的一级预防措施。

（7）养成良好的卫生习惯：不良卫生状况如共用盥洗器具、不良的性卫生习惯，均会增加HPV感染风险，最终导致宫颈癌的发病风险上升。

4. 宫颈癌的保护伞——HPV疫苗

宫颈癌是目前病因比较明确的癌症，随着HPV疫苗的普及，宫颈癌的预防和消灭均有望变成现实。我国的宫颈癌疫苗目前只批准应用于女性，在疫苗供应充足和进一步完善临床研究后，不排除未来也有可能批准HPV疫苗用于男性人群。

由于HPV主要通过性接触传播，因此，发生首次性行为之前的女性，接种HPV疫苗越早越好。研究发现，9~17岁人群接种后产生的抗体水平是16~26岁人群的2~3倍。有性生活的女性，接种HPV疫苗也很有意义，只是获益没有前者大。有性生活者，可能已经感染了某个HPV病毒亚型，已经感染的HPV亚型，疫苗预防不了，但还能预防没感染的其他病毒亚型。

目前在我国上市的HPV疫苗主要分为二价、四价和九价共三种，都需要接种三剂。这个"价"，简单来说，指的针对HPV亚型的种类数。价数越多，可以预防的HPV类型越多。

二价疫苗，可以预防16/18型HPV感染，超过70%的宫颈癌是由这两种病毒导致的，故二价疫苗可预防70%的宫颈癌，适合9~45岁女性。接种程序是在0-1-6月各接种1剂。

四价疫苗，可以预防6/11/16/18型HPV感染，2020年11月9日我国四价疫苗适用人群从原来的 20~45 岁女性扩展为 9~45 岁女性。接种程序是在 0-2-6 月各接种 1 剂。HPV 6/11 属于低危型,低危型 HPV 也可引起生殖道、肛周皮肤和阴道下部的外生性湿疣类病变、扁平湿疣类病变和低度子宫颈上皮内瘤变,对人体健康造成损害。也就是说,四价宫颈癌疫苗不但可降低宫颈癌的风险,还可以预防男性和女性常见的性病皮肤病,预防作用更加广泛。

九价疫苗,在四价疫苗的基础上又增加了属于高危型的 31、33、45、52 和 58 型五种 HPV 亚型,适合 9~45 岁女性,接种程序是在 0-2-6 月各接种 1 剂。九价疫苗是迄今为止功能最强大的宫颈癌疫苗,整体保护率约为 90%。

月经期和哺乳期妇女都可以正常接种 HPV 疫苗。WHO 认为,哺乳期并非宫颈癌疫苗接种的禁忌。从现有证据看,哺乳期女性接种宫颈癌疫苗后,母亲和婴儿发生疫苗相关不良反应的风险并未升高,也可以正常哺乳。妊娠期妇女则须谨慎接种。虽然目前尚未发现任何妊娠期妇女接种 HPV 疫苗的负面影响,但没有必要急于妊娠期接种。如果接种疫苗后发现怀孕,无须终止妊娠,但应中断接种,后续剂次推迟至产后接种。

如果有接种 HPV 疫苗的需求,请尽早到所在的社区服务中心或医疗机构接种门诊咨询 HPV 疫苗的供应及预约情况。接种疫苗之前,医务人员会询问一些注意事项:有没有过敏,有没有准备怀孕,有没有处于感冒、发热期,是不是在妊娠期之类,如果都没有,就可以去接种了。接种疫苗应穿宽松、容易露出上臂的衣服。接种后应观察半小时。大部分接种疫苗者,除接种部位胀疼或偶有瘙痒之外,一般没有其他不适。少数人可能会有轻微的发热、乏力,通常是一过性的,不需要特别处理,观察即可。有的女性可能因工作等原因无法严格按要求 6 个月内完成接种,建议在 1 年内完成 3 针疫苗接种。

接种过 HPV 疫苗的女性还需要筛查吗?答案是肯定的。接种 HPV 疫苗,只是宫颈癌的一级预防,并不能让所有的 HPV 都远离我们,因此,有性生活的女性,无论是否接种过疫苗都须定期进行宫颈癌筛查。接种 HPV 疫苗后,随着年龄增大身体机能、抵抗力会有下降,接种 HPV 疫苗产生的抗体也会逐渐减弱,但不会完全消失。因此,即便接种了 HPV 疫苗也并不表示万事大吉了,仍须按照宫颈癌筛查策略,定期接受宫颈癌筛查。已患宫颈癌、HIV 感染伴免疫抑制或宫内曾暴露于乙烯雌酚者的检测频率须增加,应遵医嘱定期检测。曾患高级别鳞状上皮内病变或原位癌的女性,应在病灶消退后按照年龄进行筛查直到满 20 年。

宫颈癌的高危因素:高危型 HPV 感染是罹患宫颈癌最主要的危险因素。除此以外,性生活过早、性伴侣过多或配偶性伴侣过多、多产等造成的阴道菌群失调,合并身体免疫力低下(如感染 HIV、免疫性疾病、曾接受器官移植)等,均会让身体更容易感染 HPV。吸烟、酗酒、营养不良、卫生条件差及保健意识差等均会增加 HPV 易感性。宫颈癌还有一定的遗传易感性,有研究显示,宫颈癌患者的姐妹或女儿患病率比普通人群高 2~3 倍。另外,文化水平低、经济水平低、不愿意主动接种疫苗及接受筛查等女性,罹患宫颈癌的风险也会升高。

5. 如何发现宫颈癌

早期宫颈癌,甚至少数 II 期以上较为晚期的患者可无明显症状,多在体检时才被发现。

(1)阴道出血:阴道出血是女性生殖系统疾病最常见的一种症状,很多原因可引起阴道出血,如阴道、宫颈、子宫体等处的病变。生育期妇女正常的阴道出血为月经来潮。除正常月经外均称为阴道出血。阴道出血也可能由内分泌疾病、自身免疫性疾病或药物所致。如特发性血小板减少性紫癜、白血病、再生障碍性贫血以及肝功能损害等。阴道出血的临床表现不尽相同,主要有周期规律的阴道出血和无周期规律的阴道出血。无周期规律的阴道出血主要有接触性阴道出血、停经后阴道出血、绝经后阴道出血和外伤后阴道出血等。宫颈癌引起的阴道出血早期多为性生活后阴道出血,中晚期多为不规则阴道出血,老年患者可表现为绝经后阴道出血。出血量的多少与病灶大小、侵袭间质内血管情况相关,初始多为间歇性性生活后阴道出血,淋漓不尽;若病灶大,血供丰富,可表现为阴道大出血。出血情况也与宫颈癌的类型有关,外生型宫颈癌的症状出现较早,内生型宫颈癌的症状出现相对较晚。

(2)阴道排液:女性阴道内常有少量分泌物,主要由阴道黏膜渗出物,宫颈管、子宫内膜及输卵管腺体分泌物等混合而成,称为白带。正常白带呈蛋清样或白色糊状,无腥臭味,量少。因白带的形成与雌激素作用有关,故一般在月经前 2~3 日、排卵期及妊娠期增多,青春期前及绝经后较少。若出现阴道炎、宫颈炎或内生殖器癌变时,白带量可显著增多,伴性状改变或臭味。宫颈癌引起的阴道排液可为白色或血性,可稀薄如水样或米泔样,亦可因感染、组织坏死而有臭味,晚期宫颈癌因坏死合并感染可有大量米汤样或脓性恶臭白带。

宫颈癌最主要的扩散方式为宫旁浸润性生长,晚期患者可因周围组织受侵而出现相关症状,如尿频、尿急、血尿、血便、腹痛、腰痛、下肢肿痛等。肿瘤压迫输尿管可引起输尿管梗阻、肾盂积水,甚至尿毒症,晚期患者可有贫血、继发感染、菌血症及恶病质等全身表现。

宫颈癌的临床表现并不特异,出现以上症状者并不表示一定患上了宫颈癌,但一定要及时到专科医院就诊,切忌讳疾忌医,切不可把阴道出血与月经紊乱混为一谈,而延误了早期诊断和及时治疗的最佳时机。

如果出现阴道异常出血、分泌物增多或同房后有阴道流血,想了解自己是否患宫颈癌,首选也是最关键的一步就是到专科医院或综合医院妇科就诊。医生要做的检查主要包括两方面:体格检查和辅助检查。

(1)体格检查:除了一般的全身检查外,最主要的就是妇科检查。医生会让要求患者排空膀胱后躺在妇科检查床上,双腿屈起,臀部置于检查床缘,两手平放于身旁,使腹肌松弛。检查可能引起一些不适,不必紧张。阴道扩张器暴露宫颈后,观察宫颈的形态。"双合诊"是盆腔检查中最重要的项目。医生一手的两指或一指放入阴道,另一手在腹部配合检查,称为双合诊。宫颈癌的专科检查需行"三合诊",即腹部、阴道、直肠联合检查,是双合诊的补充检查。三合诊可了解宫颈病灶的大小及宫旁的浸润情况。除极早期的宫颈癌宫颈肉眼无肿瘤外观外,宫颈癌可表现为向外生长(外生型)或向内生长(内生型),外生型较易辨认,多呈糜烂或菜花样,间或有溃疡坏死空洞表现;内生型多为硬结状,表面可能光滑。

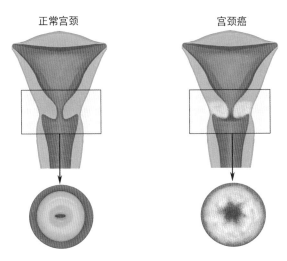

正常宫颈与癌变宫颈的对比

(2)辅助检查:主要的辅助检查是宫颈肿物活检,即钳夹宫颈病变组织行病理组织学检查,了解病理组织类型;极早期宫颈癌患者宫颈肉眼可无肿瘤外观,医生可能会辅助阴道镜检查。阴道镜检查是介于肉眼和低倍显微镜之间的一种内镜检查方法。阴道镜最主要的临床应用价值是进一步评价异常细胞学,在阴道镜指示下定位活检,从而提高活检阳性率。

医生会根据患者具体情况安排影像学检查,主要包括彩超、CT或 MRI 检查,必要时行静脉肾盂造影、PET/CT、膀胱镜等检查,通过影像学检查进一步明确病变的侵犯情况,了解有无盆腹腔淋巴结转移及远处转移,2018 年新的国际妇产科联盟(FIGO)分期加入了影像分期,显示了影像学检查的重要性。适当的影像学检查是非常必要的,可以指导分期及治疗方式的选择。

宫颈癌最常见的病理类型为鳞癌,约占 70%,最常见的肿瘤标志物为鳞状细胞癌抗原（SCC）。肿瘤标志物 SCC 升高可用于预测病情及预后情况，常在临床发现肿瘤复发前数月或同时升高，文献报道 SCC 诊断宫颈鳞癌复发的敏感度高达 75%~85%，其升高与宫颈癌的疗效和预后显著相关，是监测宫颈鳞癌治疗效果和早期发现肿瘤复发的重要指标。

CA125 主要是用于卵巢癌诊断，评价疗效、预后的重要血清肿瘤标志物。临床上，宫颈腺癌和/或宫颈腺鳞癌的患者 CA125 可能有一定程度的升高，可为其诊断和预后随访提供参考。正常人组织中存在一定量的肿瘤标志物，肿瘤标志物不是诊断肿瘤的唯一依据。

6. 需要鉴别的宫颈良性肿瘤

子宫颈主要由黏膜层、肌层及外膜层构成，故常见的子宫颈良性肿瘤有发生在黏膜层的宫颈息肉和肌层的宫颈肌瘤。

（1）宫颈息肉：宫颈息肉在育龄期妇女很常见，发病率为 2%~5%，好发年龄在 28~48 岁，已婚妇女占 99%，常见于多产妇女，少见于未经产妇女。宫颈息肉可发生在宫颈管或宫颈口，一般为淡红色、肉样、质地柔软，其内有微血管，容易发生接触性出血。息肉常会呈现不规则形状，常见为舌状，带蒂，通常小于 1cm。导致宫颈息肉的原因有很多，如长期慢性炎症刺激、体内雌激素水平较高等，从而导致宫颈管黏膜过度增生，因子宫有排除异物的倾向，这种能力使增生的黏膜自基底部逐渐突出至宫颈外口形成赘生物。除宫颈黏膜外，子宫体黏膜（即子宫内膜）也可发生类似增生，形成宫腔息肉。临床医生进行妇科检查时发现的宫颈管息肉，部分可来源于子宫腔。较小的、无症状的息肉，一般无须处理，采用期待疗法，定期进行妇科检查和随访即可。如果息肉较大（≥3cm），或引起出血、白带异常、息肉脱出等症状，可进行微创手术切除并送病理检查。备孕前常规行宫颈息肉摘除术。一般情况下，妇科医生检查发现有宫颈息肉时，则为患者行宫颈息肉摘除术。摘除息肉时使用锋利的活检钳钳取，将活检钳张开并稳定放在息肉根部，然后完全关闭活检钳，尽可能完整取出息肉，避免重复咬取和旋转活检钳。

（2）宫颈肌瘤：宫颈肌瘤来源于宫颈间质肌层组织或血管平滑肌，是子宫肌瘤的一种特殊类型，多生长在宫颈后唇，常为单发，临床上较少见，发生率约占子宫肌瘤的10%。按肌瘤的生长部位分为三类：①肌壁间肌瘤：生长在宫颈肌壁间；②浆膜下肌瘤：肌瘤在盆腔内向浆膜下生长，可突入阔韧带形成假性阔韧带肌瘤；③黏膜下肌瘤：肌瘤向宫颈管黏膜下生长，突入宫颈管内堵住宫颈或被排出宫颈管，部分向下生长可脱落入阴道内。

子宫肌瘤的处理原则必须根据：①肌瘤的大小及部位；②有无症状；③患者年龄及对生育的要求；④近期发展情况及并发症；⑤诊断是否明确。治疗上分非手术治疗和手术治疗两种。宫颈肌瘤作为特殊部位的子宫肌瘤，也遵循一样的原则。

宫颈肌瘤的非手术治疗：

（1）期待治疗：近绝经期患者，若诊断明确，且无月经过多或不规则出血症状，可暂时观察，不予处理；观察过程中若出现症状，则以手术为宜。已经绝经且无症状者，一般无须处理，但为防止恶变，须定期观察。

（2）激素治疗：①促性腺激素释放素激动剂（GnRH-A）：可使肌瘤缩小40%~70%，仅适用于手术治疗前，患者因出血导致贫血，以激素治疗控制症状，纠正贫血以便手术；或因肌瘤体积过大，以激素缩小瘤体以便于手术操作，减少术中出血；或患者已达绝经期，及时治疗后肌瘤再长大的机会较小。但因费用昂贵、用药6个月以上可产生绝经期综合征、骨质疏松等副作用，故长期用药受限。②孕激素拮抗剂米非司酮：可使肌瘤体积缩小，但因其有拮抗糖皮质激素的副作用，不宜长期使用。

（3）B超引导下微波消融：治疗子宫肌瘤的一种物理方法，通过微波的热效应和生物效应产生作用。在微波的作用下，肿瘤部位升到治疗温度（42.5~43.5℃），引起细胞组织变性，利用微波产生的高温直接杀死肿瘤细胞。具有创伤小、有效、迅速等优点，治疗前须严格评估肌瘤与膀胱、周围肠管、血管等脏器的密切程度。部分黏膜下子宫肌瘤、带蒂浆膜下子宫肌瘤无法采用该方法处理。

宫颈肌瘤的外科手术治疗：绝经前确诊宫颈肌瘤的患者，外科手术治疗是目前最常用的治疗手段。大于 3cm 者应采取手术治疗，避免肌瘤增大后增加手术难度及手术并发症。宫颈外口处<3cm 肌瘤可行微波或 LEEP 刀治疗；5cm 以内宫颈肌瘤不合并宫体肌瘤均可采用经阴道肌瘤剔除术；超过 5cm 的宫颈肌瘤，须结合患者自身意愿，选择经腹子宫肌瘤剔除术或全子宫切除术（视术者水平及肌瘤大小选择开腹手术或腹腔镜手术）。因宫颈肌瘤位置特殊，肌瘤越大，周围输尿管出现移位的可能性越大，手术操作时应注意游离输尿管，避免损伤输尿管。

宫颈良性肿瘤保守治疗过程中，应注意密切观察相关症状变化，定期进行妇科检查或影像学检查，若出现典型症状，及时就诊，必要时行手术治疗。若短期内出现肿瘤快速增大，需警惕恶变可能，及时手术治疗。手术治疗前后注意事项：

（1）术前注意事项：①一般选择月经干净后 3~7 天内行手术治疗；②月经干净后禁止性生活，治疗前须排除怀孕的可能；③治疗前查白带常规，若存在阴道炎或盆腔炎，须治疗后再择期手术；④完善术前检查，如心电图、凝血功能、血常规、传染病检查等，排除手术禁忌证；⑤合并异常子宫出血的宫颈肌瘤患者，须常规行分段诊刮术，明确是否合并子宫内膜病变。

（2）术后注意事项：根据手术方式而定：①注意阴道出血情况：术后一般有少量阴道出血，大部分表现为阴道排粉红色或褐色分泌物。②行宫颈息肉摘除术或经腹宫颈肌瘤剥除术者，出血可持续 4~7 天；行经阴道宫颈肌瘤剥除术或经腹全子宫切除术者，出血可延长至 1个月；若出血多（超过既往正常月经量）、时间长，须及时就诊。

（3）注意其他症状：若出现腹痛、发热等症状，应及时就诊。清淡饮食，适当增加营养，限制油腻饮食，避免加重胃肠道负担。术后 1个月禁止同房、盆浴、游泳、泡温泉，可淋浴。术后注意及时追踪病理报告，及时与医生讨论进一步治疗方式；结束治疗后应定期复查，预防复发。

宫颈息肉及宫颈肌瘤作为宫颈良性肿瘤最常见的两种类型，好发于育龄期女性,部分患者可伴随明显症状,影响女性的生活及身心健康。二者绝大多数为良性病变,根据病情及患者需求可观察,可手术。总之,每一位女性朋友、每一个病例都有特殊性,临床医生应根据个体差异(年龄、症状、生育要求、子宫位置等)与患者充分沟通,制定最佳治疗方案,以达到个体化治疗,减少并发症,帮助女性朋友恢复身心健康。

7. 得了宫颈癌不可怕

一旦确诊为宫颈癌,应由专科医生根据患者的年龄、身体状况、肿瘤分期和患者及家属的意愿等综合考虑制定治疗计划。首先,明确宫颈癌的分期十分重要,临床上依据分期来制定治疗计划及判断预后。目前宫颈癌的分期主要有临床和病理分期。临床分期需要两个以上有经验的妇科肿瘤医生通过三合诊检查确定。Ⅳ期需要结合膀胱镜、肠镜及相关影像学检查结果确定。手术分期依靠术后病理结果明确。一般来讲,Ⅰ期病变局限于宫颈;Ⅱ期病灶超出宫颈,但未达盆壁,或有阴道受累,但未达下 1/3 的受累;Ⅲ期是宫旁受侵达盆壁,或有阴道下 1/3 的受累;Ⅳ期有邻近脏器(膀胱、肠管)受侵或全身远处转移。宫颈癌的治疗多为综合治疗,即依据诊疗指南、患者的具体情况和医生的建议,进行手术、放疗、化疗及免疫治疗等。

8. 手术的艺术

手术治疗是早期宫颈癌最主要的治疗手段,也是少数晚期宫颈癌及特殊病例不可或缺的综合治疗手段。经典的手术范围为广泛的子宫切除 + 盆腔淋巴结清扫术,即宫颈癌根治术。这与宫颈癌的转移途径有关,主要为直接蔓延和淋巴结转移,血行转移少见。直接蔓延指癌组织直接向宫颈的邻近组织及器官浸润,向上可及宫颈管和宫腔,向下累及阴道壁,向两侧可累及子宫主韧带和骨盆壁,向后可浸润骶韧带至直肠,向前蔓延可侵犯膀胱,可以简单理解为癌组织像树根一样向周围扩展生长。因此宫颈癌经典的手术范围要求行子宫扩大切除,切除子宫及部分宫旁组织(主韧带、骶韧带)和部分阴道(至少3cm),即要把癌组织可能浸润的地方都切掉。宫颈癌根治术后阴道会变短,但一般可以保留阴道功能,即说术后待身体恢复后可以进行性生活。宫颈癌组织局部浸润后可累及淋巴管,形成癌栓,随淋巴液引流进入淋巴结,经淋巴结扩散。人体淋巴管遍布全身,宫颈癌最先转移到盆腔淋巴结,所以经典的宫颈癌手术范围必须行盆腔淋巴结清扫,切除癌组织可能转移的一级、二级淋巴结。宫颈癌根治术主要适用于Ⅰ期至Ⅱa2期患者。手术的优点是年轻患者可以保留卵巢及阴道功能,术后不会出现因治疗导致的医源性更年期症状。手术方式可选择开腹、腹腔镜或机器人手术,开腹手术是主要的手术方式。腹腔镜手术为微创技术,创伤相对小,术后恢复快。但近几年有权威文献报道,宫颈癌腹腔镜手术后的复发率和死亡率都比开腹手术高。故在进行手术方式选择时,医生应结合患者自身病情尤其是宫颈癌的临床分期情况,作出最佳治疗选择。

对极早期宫颈癌(Ⅰa1期)可仅行全子宫切除术,切除宫颈和子宫体,不切除宫旁的主、骶韧带及部分阴道,对患者的创伤小。但切除子宫,术后无生育能力。对要求保留生育功能的可行宫颈锥形切除术,仅切除部分宫颈组织,完整保留子宫体。部分年轻、有生育要求的患者,医生应根据患者的病情谨慎选择保留生育功能的手术。Ⅰa2期至Ⅰb1期宫颈鳞癌患者可行保留生育功能的宫颈癌根治术,即宫颈广泛切除+盆腔淋巴结清扫术,保留子宫和卵巢、输卵管。特殊类型的宫颈癌一般不建议保留生育能力。术前须进行全面评估,除对肿瘤本身的评估外,还应对生育能力进行评价,对合并不孕症的患者一般不建议行保留生育功能的手术。

9. 看不到的放射治疗

几乎所有期别的宫颈癌患者都可以选择放射治疗。因为宫颈鳞癌是放疗敏感的肿瘤,放疗也可以根治宫颈癌。放射治疗用于治疗宫颈癌具有以下优点:

(1)适应证广泛:除严重的肝肾功能、凝血功能异常外,Ⅰ～Ⅳ期患者均适合放射治疗。老年人及有严重并发症、手术风险大者,仍可进行放射治疗。

(2)放射治疗效果好:部分晚期患者即使无法达到根治,放疗后也可达到满意的姑息疗效,改善患者症状,延长生命。

患者接受放射治疗过程中,可能出现一般放射反应,如乏力、食欲不振、尿频,部分患者可出现大便次数增多,一般对症处理后可好转,部分反应严重者可能需要暂停放疗,待症状好转后再恢复治疗。放疗的远期并发症主要为肠道并发症和泌尿系统并发症,如放射性膀胱炎和放射性直肠炎等。随着目前放疗设备和技术的逐步提高,特别是精准放疗的出现,放疗后发生严重并发症的情况越来越少。

10. 一定要化疗吗

化疗在宫颈癌治疗的应用已有较长时间,但单纯化疗无法根治宫颈癌,临床上化疗一般多与手术或放疗结合,以提高治疗的疗效。目前化疗主要用于同期放化疗、新辅助化疗、术后辅助化疗和复发患者的姑息治疗。新辅助化疗指在术前或放疗前进行 2~3 个疗程的化疗,以缩小肿瘤体积,提高手术切除率及放疗效果。尽管其可能降低术后分期及减少术后辅助放化疗,目前新辅助化疗在临床的应用仍有争议。宫颈癌的化疗方案有以顺铂为基础的联合化疗或单用顺铂的化疗。临床上最常用的联合化疗方案为紫杉醇 + 顺铂。晚期、复发和转移宫颈癌患者可以联合免疫治疗。宫颈癌的靶向治疗可采用贝伐珠单抗,用于初期同步放化疗及复发转移患者,体外化疗药物敏感试验和基因检测药物仅适用于研究和临床试验。

11. 怀孕后得了宫颈癌怎么办

妊娠合并宫颈癌,指孕期、产时和产后 6 个月内发现的宫颈癌。随着我国生育政策的开放,越来越多高龄女性选择生育,妊娠期宫颈癌的发病率稍有增高,但总体较少见,发病率为 0.1/ 万 ~12/ 万。

文献报道妊娠合并的宫颈癌多为Ⅰ期。因此提倡孕前检查,减少妊娠合并宫颈癌的发生。很多原因可引起妊娠期出血,在排除了产科因素(如流产、异位妊娠、前置胎盘等)引起的阴道出血后,医生会对妇科检查可疑的宫颈病变患者进行宫颈细胞学检查(宫颈 TCT)、阴道镜检查,必要时可在阴道镜指示下行宫颈活检明确诊断。MRI 影像学检查可较为准确地评估宫颈肿瘤的大小、宫旁浸润情况及腹膜后淋巴结转移情况。多数研究认为,孕期 MRI 检查比较安全,不增加胎儿异常的风险,因此一旦确诊为宫颈癌,应尽早采用MRI 评估。

由于不同孕周的胎儿生长发育、母体解剖生理不同,对不同妊娠时期合并宫颈癌的治疗也有区别,应根据宫颈癌期别及妊娠时期选择手术或放射治疗,原则上早期病变仍选择手术治疗,中晚期采用放射治疗。妊娠早、中期以及时处理母体肿瘤为主,妊娠 24 周后可延缓治疗,于妊娠 32~34 周行剖宫产,待产后再及时处理宫颈癌。妊娠 20 周后诊断的宫颈癌Ⅰa 或Ⅰb 期小病灶患者,如强烈要求继续妊娠,可延缓到胎儿成熟。Ⅰa1 期患者可行阴道分娩,Ⅰa2期患者推荐剖宫产,剖宫产同时或产后行全子宫切除术或宫颈癌根治术。

12. 定期复查,乐享人生

很多人对治疗很重视,但治疗结束后就高枕无忧、不再到医院复查和接受随访,这显然是错误的。恶性肿瘤治疗结束后均应定期复查。复查一方面可以监测放化疗等治疗的远期不良反应,另一方面可以让医生对患者生活和饮食进行必要的指导。最重要的是,定期复查可以早期发现肿瘤的复发,早期处理复发病灶以获得最佳治疗效果。临床研究显示,50% 的宫颈癌复发多在 1 年内,75%~80% 在2 年内。盆腔复发占 70%,远处复发为 30%,如肺部、骨骼的复发转移。随访的时间如下:治疗结束后的前两年每 3 个月复查一次,第3~5 年每半年复查一次,5 年后每年复查一次。医生应根据病情安排相应检查,如盆腔检查、阴道细胞学检查、胸部 X 线或 CT/MRT 检查等。复查的项目并非一成不变,医生会根据病情具体安排。若治疗后有不适,如阴道出血、排液、下腹痛等,应及时就诊,千万不能嫌麻烦,抱侥幸心理。完成全部治疗后应保持良好的心态、健康的生活习惯、适当运动。良好的生活行为和习惯可以增强机体免疫力,延缓肿瘤复发。

(王晓静 孔晓霞 马泽标 李从铸)

第三章　卵巢肿瘤

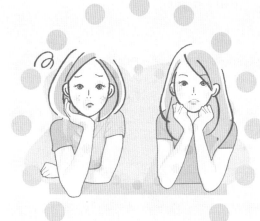

第一节　了解卵巢

1. 认识正常的卵巢

女性拥有两个卵巢,呈椭圆形,分别位于左右侧盆腔,与子宫和输卵管相连,卵巢与子宫之间靠韧带、系膜相连。幼女卵巢表面光滑,青春期后开始周期排卵,表面凹凸不平,青春期卵巢大小约4cm×3cm×1cm,绝经后逐渐萎缩变小。

2. 卵巢的功能有哪些

卵巢是性腺器官,主要有产生卵子和分泌性激素两大功能。卵巢分泌的性激素主要为雌激素、孕激素和少量雄激素。卵巢被称作

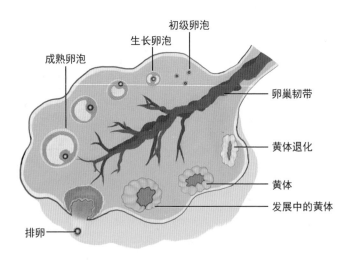

卵巢的功能

女性的"生命之源",对女性至关重要。女性一生中产生 400~500 个成熟的卵子,每个月约有 1 个成熟的卵子,排卵多数在月经周期第 14~16 天,青春期后子宫内膜在卵巢激素的作用下出现周期性剥脱形成月经。卵巢受大脑皮质、下丘脑和垂体分泌的激素调控,当机体内外环境发生紊乱时,会出现卵巢功能紊乱。

第二节 卵巢良性肿瘤

1. 卵巢良性肿瘤的发病情况

卵巢肿瘤是妇科最常见的肿瘤,可发生于任何年龄女性,是全身各脏器原发肿瘤类型最多的器官。根据 WHO 组织学分类,卵巢肿瘤分为 14 大类,主要包括上皮性肿瘤、生殖细胞肿瘤、性索间质肿瘤及转移性肿瘤等,其中卵巢上皮性肿瘤是最常见的组织学类型,占原发性卵巢肿瘤的 50%~70%。

2. 卵巢良性肿瘤有哪些症状

卵巢良性肿瘤较小时一般没有症状,常常在体检行盆腔超声检查时偶然发现。当肿瘤增大时,会感觉腹胀或腹部摸到肿块,肿块继续增大可占满整个盆腔,有时甚至超出盆腔达到上腹部。当肿瘤体积过大时,可出现尿频、便秘、腹胀、心悸等压迫症状,妇科检查时可以摸到腹盆腔肿块。

约 10% 的卵巢肿瘤可发生蒂部扭转,为临床常见的妇科急腹症,常常发生在体位改变、运动后、妊娠期等,如果不及时明确诊断和处理,患侧卵巢可能发生坏死、破裂和继发感染等风险。因此,如果考虑卵巢囊肿蒂扭转,建议尽快手术。

约 3% 的卵巢肿瘤可发生肿瘤破裂,当肿瘤浸润性生长穿破肿瘤囊壁时会发生"自发性破裂",当腹部受到重击、分娩、性交等会引起"外伤性破裂",彩超检查盆腔有积液,部分患者会有剧烈腹痛伴恶心呕吐症状,建议尽快手术治疗。

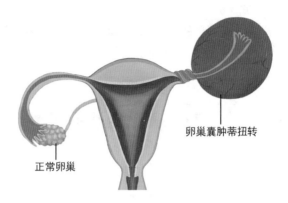

卵巢囊肿蒂扭转

3. 千变万化的卵巢良性肿瘤

临床上卵巢良性肿瘤病理类型多种多样,其中比较常见的卵巢成熟性畸胎瘤,是来源于原始生殖细胞的肿瘤,因为肿瘤内常常可见到油脂、毛发、头节、牙齿、骨头等组织而被称为"畸胎瘤",恶变率为2%~4%。

其他比较常见的卵巢良性肿瘤有卵巢浆液性囊腺瘤,囊肿内多充满淡黄色清亮液体;卵巢黏液性囊腺瘤约占20%,囊腔内充满胶冻样黏液,有时可发生自行破裂,在盆腹腔腹膜表面形成胶冻样黏液团块,称为"腹膜假性黏液瘤",黏液性肿瘤需要鉴别是否为消化道肿瘤转移而来,手术中应探查胃肠道、阑尾等器官有无异常,手术后需要严密随访,预防肿瘤复发。

卵巢良性性索间质肿瘤来源于原始性腺的性索和间质组织,常见的有卵泡膜细胞瘤、卵巢纤维瘤等,预后良好,5年生存率达80%以上。临床上卵巢纤维瘤伴有腹腔积液或胸腔积液时,称为"梅格斯综合征",患者可能因腹胀、胸闷症状就诊,常需要和卵巢恶性肿瘤鉴别。

4. 卵巢良性肿瘤的治疗方法如何选择

如果盆腔彩超发现卵巢囊肿，一般需要结合患者月经情况和血液肿瘤标志物是否正常。如果是卵巢生理性囊肿，建议月经干净后复查盆腔彩超，前后对比，如果卵巢囊肿消失，则考虑为卵巢生理性囊肿。

如果彩超检查发现卵巢囊肿是实性肿块或大于 5cm，肿瘤逐渐增大，结合影像学检查和肿瘤标志物情况，建议进行手术探查。术中根据囊肿情况和有无生育要求，行卵巢肿瘤剥除或卵巢切除术，手术中做快速冰冻病理切片检查，进一步决定是否需要补充治疗，手术方式可以选择经腹手术或腹腔镜手术。

综上所述，应根据年龄、有无生育要求、术中快速病理和对侧卵巢情况决定手术范围，年轻女性的卵巢良性肿瘤根据术中情况可以行卵巢肿瘤剥除或卵巢切除术，绝经后卵巢良性肿瘤建议同时切除双侧卵巢和输卵管。

第三节　卵巢交界性肿瘤

1. 什么是卵巢交界性肿瘤

卵巢交界性肿瘤是介于卵巢良性肿瘤和恶性肿瘤之间的肿瘤，病理形态学、生物学行为和预后介于两者之间，是"低度恶性潜能的卵巢肿瘤"。临床上常常无明显症状，体检时盆腔彩超偶然发现，术前诊断较为困难，需要结合影像学检查和肿瘤标志物综合评估。

2. 卵巢交界性肿瘤的手术治疗如何选择

卵巢交界性肿瘤手术中建议做快速冰冻病理学检查，指导手术的范围，因术中取材有限，手术后存在病理升级的可能，术后病理如果为恶性肿瘤需要进一步补充手术或化疗等。年轻希望保留生育功能的女性,如果是单侧卵巢交界性肿瘤(年龄<40岁女性),可以行患侧卵巢切除术,保留正常的子宫和对侧卵巢;双侧卵巢交界性肿瘤如果有正常卵巢组织存在,切除患侧附件和肿瘤病灶,待完成生育后再切除子宫和对侧卵巢及输卵管。

3. 卵巢交界性肿瘤术后如何治疗和随访

卵巢交界性肿瘤预后好、术后生存率高,具有高危因素的患者如果术中病灶广泛播散,无法切除干净,或期别晚、有残留病灶和复发风险的患者,建议术后追加化疗,一般化疗3~6个疗程。年轻希望保留生育功能的女性在化疗前和化疗过程中建议应用促性腺激素释放激素激动剂(GnRH-a)保护卵巢功能,化疗药物停药6~12个月后再备孕。

卵巢交界性肿瘤具有复发风险,术后须长期严密随访,建议术后5年内每3~6个月随访1次,随后每年随访1次,随访内容包括妇科检查、血常规、肿瘤标志物、影像学检查等。

第四节　卵巢恶性肿瘤

1. 沉默的杀手——卵巢恶性肿瘤

70%的卵巢恶性肿瘤发现时已是晚期,多数患者会在2~3年内复发,治疗棘手,5年生存率低(小于50%),因此被称为"沉默的杀手"。卵巢恶性肿瘤85%~90%为上皮性肿瘤,具体发病原因尚不明确,不孕、没有生育、月经初潮早、绝经迟等是卵巢癌的危险因素,多次妊娠、哺乳和口服避孕药是保护因素。研究报道5%~10%卵巢上皮性恶性肿瘤有家族史或遗传史,绝大多数遗传性卵巢癌与 *BRCA* 基因突变有关。

卵巢恶性肿瘤最早期常常无临床症状，不容易被发现，晚期会出现腹胀、腹部肿块、腹腔积液以及胸腔积液等，有些患者伴食欲差、消瘦、贫血等恶病质表现，发生远处转移时上腹部可摸到肿块，甚至在腹股沟、腋下或锁骨上等部位可以摸到肿大的淋巴结。

2. 卵巢恶性肿瘤如何早发现

临床上医生结合病史、体格检查、妇科检查、影像学检查和肿瘤标志物等确定盆腔肿瘤是否来源于卵巢，进一步检查有没有其他脏器的转移。

常用的影像学检查有：①超声检查：判断卵巢肿瘤是囊性还是实性？囊肿内有无乳头？②CT、MRI、PET-CT检查：判断肿块来源、肿块性质、周围组织有无侵犯、有无淋巴结转移和远处转移情况。

卵巢恶性肿瘤主要通过盆腹腔局部直接蔓延、种植性转移、淋巴转移和血行转移四种方式转移，肿瘤病灶可以广泛扩散到子宫、输卵管、大网膜、肠管、盆腹腔各器官的表面、膈肌表面、盆腹腔腹膜表面等，发生远处转移时可以到达肝脏、肺、胸膜及脑等部位。

3. 病理类型不同，治疗效果不同

卵巢上皮性恶性肿瘤常见的病理类型有浆液性癌、黏液性癌、子宫内膜癌、透明细胞癌等，其中黏液性癌、透明细胞癌对化疗敏感性低，预后较差。

卵巢恶性肿瘤术后病理需要关注病理类型，肿瘤分化程度（低分化、中分化、高分化），肿瘤有无其他脏器的转移（肠管、网膜、阑尾、膀胱、肝脏、脾脏表面等），肿瘤病灶有无远处转移（肝脏、脾脏实质转移、腹股沟淋巴结转移等），有无淋巴结转移。根据术后病理确定肿瘤的期别，根据不同的病理类型选择合适的化疗方案。

卵巢恶性肿瘤除了原发于卵巢，还有其他脏器转移到卵巢的恶性肿瘤，比如胃肠道肿瘤、乳腺癌、泌尿系肿瘤、子宫肿瘤等均可以转移到卵巢，卵巢转移性肿瘤占卵巢恶性肿瘤的10%~30%。临床常见的"库肯勃氏瘤"是一种特殊的卵巢转移性腺癌，原发于胃肠道，但预后极差。

　　卵巢非上皮性恶性肿瘤有哪些？卵巢未成熟性畸胎瘤是一种常见的恶性肿瘤，复发及转移率较高，复发后再次手术，可见到恶性程度的"逆转现象"，即未成熟畸胎瘤变为成熟性畸胎瘤。卵巢无性细胞瘤是由原始生殖细胞组成的肿瘤，对放疗特别敏感，初始治疗多选择手术加化疗，复发后主要选择放疗。卵巢内胚窦瘤也常见于儿童和年轻女性，血清甲胎蛋白（AFP）是重要的肿瘤标志物，恶性程度极高，生长迅速，容易发生早期转移，预后差，对化疗很敏感，治疗方法为手术联合化疗。

　　卵巢恶性生殖细胞肿瘤是来源于生殖细胞的肿瘤（包括卵巢未成熟性畸胎瘤、卵巢无性细胞瘤、内胚窦瘤等），对没有生育需求的女性，建议行全面分期手术（全子宫＋双侧附件＋大网膜切除＋腹膜后淋巴结清扫术），对年轻需保留生育功能的女性，可以保留生育功能，术后常用的化疗方案有 BEP 方案（依托泊苷、顺铂、博来霉素）和EP 方案（依托泊苷、顺铂）。

　　卵巢性索间质肿瘤是由性腺间质来源的细胞发生的肿瘤（包括卵巢纤维瘤、卵泡膜细胞瘤、卵巢颗粒细胞瘤等），初始治疗是手术为主，化疗、放疗辅助治疗的综合治疗，Ⅱ～Ⅳ期患者建议术后补充化疗，化疗方案首选 BEP（依托泊苷、顺铂、博来霉素）方案或 TC（紫杉醇＋卡铂）方案，总疗程为 6 个疗程。

4. 手术治疗——卵巢癌治疗的基石

　　卵巢恶性肿瘤的手术方式有哪些？早期卵巢恶性肿瘤行分期手术（全子宫＋双侧附件切除＋大网膜切除＋腹膜后淋巴结清扫术），晚期行卵巢肿瘤细胞减灭术，手术后建议铂类药物联合化疗。多数患者推荐经腹手术，全面探查腹盆腔的情况，肿瘤病灶转移到其他脏器时术中需要外科、泌尿科等多学科共同合作，最大限度切除肿瘤，达到满意的肿瘤细胞减灭效果。

　　手术前如何评估？手术之前，临床医生应对患者的影像学检查和全身状况进行综合评估，尽量做到满意的减瘤术（残存肿瘤病灶直径小于1cm），术后根据病理组织学类型、细胞分化程度、手术病理分期和残余病灶大小决定是否需要进行辅助治疗（化疗、内分泌治疗、靶向药物治疗等）。对于晚期卵巢肿瘤、病灶广泛且远处转移的情况，如果不能够达到初次满意减瘤术，则需要进行术前新辅助化疗（3~4个疗程），再进行中间性肿瘤细胞减灭术。卵巢癌复发后，根据复发病灶和全身情况，决定是否行二次减瘤术或化疗及靶向药物治疗等。

卵巢恶性肿瘤手术后如何分期？卵巢恶性肿瘤根据手术中病灶转移情况和术后病理进行准确分期，临床上采用国际妇产科联盟（FIGO）手术病理分期。Ⅰ期：肿瘤局限于卵巢。Ⅱ期：伴有盆腔扩散（转移到子宫、输卵管或盆腔其他器官肠管表面等）。Ⅲ期：肝脏表面、小肠、大网膜或淋巴结转移。Ⅳ期：伴有远处转移，胸腔积液见肿瘤细胞；肝脏或脾脏实质转移；腹股沟和/或腹腔以外淋巴结转移等。

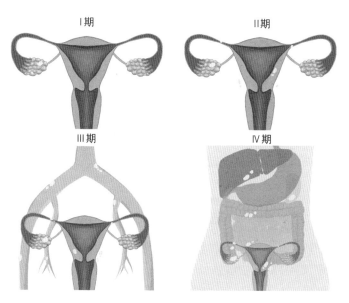

卵巢肿瘤手术病理分期

卵巢恶性肿瘤术后需要关注什么？卵巢恶性肿瘤一般手术范围较大（如果肿瘤病灶侵犯其他脏器，术中可能切除肠管、网膜、部分肝脏、膈肌等），手术复杂、手术时间较长，术后须严密监测生命体征（血压、脉搏、呼吸、心率等），以及阴道流血情况、腹痛、盆腔引流管引流液情况、尿管是否通畅、有无发热等。

卵巢恶性肿瘤术后需要营养支持，预防感染，适当活动，避免肠梗阻、下肢静脉血栓的发生。术后肠道恢复通气后少量多餐，进食容易消化、营养丰富、高蛋白的食物，保持大小便通畅。

5. 术后化疗——不能没有你

卵巢恶性肿瘤手术可以切除肉眼可见的肿瘤，除了肿瘤期别早、分化程度好、预后好的肿瘤不需要化疗，多数卵巢恶性肿瘤术后仍需要进行化疗，进一步对肉眼不可见的肿瘤细胞进行杀灭，降低复发率，提高预后。

上皮性卵巢癌的常见一线化疗方案有哪些？Ⅱ～Ⅳ期上皮性卵巢癌（高级别浆液性癌、子宫内膜样癌）常见的化疗方案是紫杉醇/卡铂±贝伐珠单抗，其他推荐方案为脂质体阿霉素/卡铂、多烯紫杉醇/卡铂等，每三周化疗一次。对于年龄>70岁、有并发症（心肺功能严重损害、合并严重内科疾病等）的患者，建议进行卡铂单药化疗。Ⅱ～Ⅳ期卵巢黏液性癌推荐氟尿嘧啶（5-FU）/甲酰四氢叶酸/奥沙利铂±贝伐珠单抗、卡培他滨/奥沙利铂±贝伐珠单抗等，每三周化疗一次。贝伐珠单抗是抗血管生成药物，主要不良反应有高血压、出血、蛋白尿、血栓栓塞、胃肠道穿孔等，用药过程中应严密监测，及时处理。

复发卵巢癌的常见化疗方案有哪些？卵巢癌复发后再次选择化疗，根据肿瘤复发次数和化疗药物更换疗程进行二线化疗或二线以上的化疗，对铂类药物敏感（超过6个月复发）的复发上皮性卵巢癌常见的化疗方案有卡铂/吉西他滨±贝伐珠单抗、卡铂/多柔比星脂质体±贝伐珠单抗等，其他化疗药物有卡培他滨、多柔比星、伊立替康、奥沙利铂、白蛋白紫杉醇、培美曲塞等。

化疗常见的副作用有哪些？化疗药物在杀伤肿瘤细胞的同时也会对身体正常细胞有一定的损伤作用,常见的化疗副反应有恶心、呕吐、脱发、白细胞下降、贫血、血小板减少、肝肾功能损伤、心脏毒性等。化疗药物的剂量需要根据患者的体表面积(身高和体重换算得出)确定,常用的紫杉醇类药物副作用包括骨髓抑制、胃肠道反应、过敏反应、心血管毒性、脱发、神经毒性(手足麻木)等,注射前需要应用预防过敏和止吐的药物,严密监测生命体征。卡铂剂量需要计算肌酐清除率,常见副作用包括血液毒性、神经毒性、消化道反应、肝脏毒性、心脏毒性等,化疗前后须监测肝肾功能、血常规和心脏功能等。

化疗后注意事项有哪些？因为化疗药物最常见的副作用是血液毒性,因此建议化疗后每隔 3~5 天复查血常规,化疗后 7~14 天测量体温,尽量不去人多的公共场所,外出时佩戴口罩,保持口腔及皮肤卫生,避免皮肤黏膜损伤。每次化疗前后应监测肝肾功能和心电图,早期发现、早期预防、早期治疗化疗副反应,减少严重不良反应的发生。

化疗后需要警惕Ⅳ度骨髓抑制的发生! 化疗最严重的血液毒性是中性粒细胞减少症,通常化疗(如紫杉醇、氟尿嘧啶、吉西他滨等)的第 7~14 天是中性粒细胞最低的时期,14~21 天中性粒细胞逐渐恢复。化疗后常会发生骨髓抑制,分为轻度、中度(中性粒细胞绝对值为 $0.5 \times 10^9 \sim 1.0 \times 10^9/L$)、重度(中性粒细胞绝对值 $< 0.5 \times 10^9/L$),需要及时使用长效或短效的粒细胞集落刺激因子,也就是"升白针"。当出现Ⅳ度骨髓抑制时(白细胞 $< 1.0 \times 10^9/L$、血小板 $< 25 \times 10^9/L$,中性粒细胞绝对值 $< 0.5 \times 10^9/L$),需要预防感染,预防胃肠道出血、脑出血等严重并发症。建议及时住院治疗,注射三代或四代头孢预防感染,输注血小板等对症治疗,待骨髓抑制恢复后降低化疗剂量,如果骨髓抑制没有恢复正常建议推迟化疗。

6. 维持治疗——终于等到你

卵巢癌经过减瘤手术和一线化疗后,多数患者会在治疗后复发,因此随着大量靶向药物临床试验研究的开展,卵巢癌 PARP 抑制剂临床应用指南推荐化疗后继续进行靶向药物（PARP 抑制剂）维持治疗，而不是等待复发后再进行治疗。当卵巢癌复发后再次进行二线或二线以上化疗（尤其是铂类药物敏感复发：化疗后超过 6 个月复发），化疗后仍然推荐靶向药物（PARP 抑制剂）维持治疗。

大量临床研究证实，卵巢癌患者经过满意减瘤术，术后经过化疗疾病得到部分缓解或全部缓解后，口服靶向药物 PARP 抑制剂进行维持治疗，在 BRCA 基因突变的人群中降低疾病复发风险可以达到 70%，靶向药物的出现给卵巢癌的治疗揭开了新的篇章。研究显示，通过检测同源重组信号通路中各相关基因的突变（homology-dependent recombination repair，HRR），PARP 抑制剂显著获益的人群可以从 20% 的 BRCA 突变人群上升到 50% 的同源重组修复缺陷（homologous recombination deficiency，HRD）阳性人群，更多的卵巢癌患者将获益。

卵巢癌患者经过多次化疗后，由于毒性大难以耐受，可以选择 PARP 抑制剂替代治疗，延长患者生存时间。国内外多项临床试验表明，在 BRCA 突变或 HRD 阳性患者中，使用 PARP 抑制剂的疗效不比化疗效果差，但不良反应比化疗轻，患者的耐受性更好，因此可以起到"去化疗"的作用，从而改善患者生活质量。目前临床常用的 PARP 抑制剂主要有奥拉帕利、尼拉帕利、氟唑帕利及帕米帕利等，主要的副作用包括恶心、呕吐、乏力、贫血、血小板下降等，须及时监测血常规。

7. 遗传性卵巢癌如何筛查和管理

卵巢癌患者中有 5%~15% 为家族遗传性，在遗传性卵巢癌患者中又有约 90% 是基因突变，BRCA 胚系细胞突变来源于精子或卵母细胞，为常染色体显性遗传，遗传给子代的概率大约为 50%。BRCA1 基因位于第 17 号染色体，BRCA2 位于第 13 号染色体，有研究显示，BRCA2 基因突变患者 5 年生存率为 54%，BRCA1 基因突变患者为 44%，BRCA 基因阴性的患者为 36%。因此，BRCA 基因突变是卵巢癌患者一个重要的预后影响因素。

家族中如果有多名成员患乳腺癌或卵巢癌,称为"遗传性乳腺癌/卵巢癌综合征"。流行病学资料显示,无 *BRCA* 基因突变的女性一生中患卵巢癌的概率为 1%~2%,携带 *BRCA* 基因突变的女性卵巢癌终身发病风险高达 11%~51%。因此,建议对家族中的高风险人群进行肿瘤风险评估、遗传咨询和基因检测。

对于遗传性乳腺癌/卵巢癌综合征的家族,建议详细提供肿瘤家族史,找专业的遗传咨询医生进行咨询,对家族中高风险人群推荐进行基因检测(*BRCA* 检测或 HRD 检测等)。*BRCA* 基因突变阳性的高危人群,推荐从 18 岁开始进行乳房自我检查,25 岁开始定期进行乳腺检查,35 岁开始每 6 个月进行盆腔彩超、血清 CA125 检测,对 35~40 岁完成生育的女性建议行双侧输卵管和卵巢切除术,可以降低 80% 患卵巢癌的风险;*BRCA2* 基因突变女性,预防性切除手术可延迟至 40~45 岁。术后对卵巢和输卵管进行完整连续切片,可以早期发现隐匿性卵巢癌和输卵管癌。

8. 基因检测——做到精准治疗

BRCA 基因突变的卵巢癌患者对铂类化疗药物更敏感,同时临床研究证实,*BRCA* 基因突变患者口服靶向药物 PARP 抑制剂进行维持治疗,可获得显著的临床疗效,延缓复发,提高患者生存率。因此,建议卵巢癌患者在确诊时进行 *BRCA* 基因检测,以便制定个性化的治疗方案,同时也为其家族成员进行肿瘤风险评估,有助于制定进一步的预防策略。

卵巢癌患者进行 *BRCA* 基因检测的结果有哪些? 国际癌症研究机构(IARC)分为 5 类:致病性突变、可能致病性突变、意义未明突变、可能良性突变和良性突变。基因检测报告需要由专业的遗传咨询团队进行解读,包括遗传咨询专家、肿瘤学专家、外科或妇科手术医生、心理学医生、肿瘤专科护士等。

近年来随着卵巢癌免疫相关新药物和新治疗方案的出现,美国国立综合癌症网络(NCCN)卵巢癌临床实践指南推荐卵巢恶性肿瘤患者进行基因检测和分子标志物检测(BRCA、HRD、MSI-H、dMMR、

NTRK 等),根据检测结果选择可能有效的免疫治疗靶向药物。比如肿瘤突变负荷阳性(TMB 检测 ≥ 10 个突变 / 百万碱基)患者可选择帕姆单抗,*NTRK* 基因融合阳性肿瘤患者可选择恩曲替尼或拉罗替尼,低级别浆液性癌患者可选择曲米替尼等。目前,国内外正在开展免疫检查点抑制剂(PD-1/PD-L1)联合化疗、联合抗血管生成药物、双免疫靶点抑制剂等多项临床试验研究,期待免疫联合治疗进一步提高难治性复发卵巢癌的治疗有效率。

9. 全程管理,乐享人生

卵巢恶性肿瘤发现时多数为晚期,且多数患者会复发,复发之后经历再次手术或化疗,从化疗敏感到耐药,病理类型多样、治疗越来越棘手、过程曲折、方案复杂,因此需要全方位、全程管理。

随着新的药物和治疗手段的出现,卵巢恶性肿瘤的治疗从"初始治疗 R0 手术 - 靶向药物维持治疗 - 复发治疗(手术或二线化疗)-复发后维持治疗 - 二线及以上化疗 - 去化疗 - 综合治疗",已经进入到"靶向精准治疗"和"慢性病全程管理"的新模式。

卵巢恶性肿瘤在术前评估、手术时机选择、复发后治疗、化疗方案制定、并发症管理、分子靶向治疗、肿瘤营养代谢、患者心理调节等过程中均需要多学科团队参与,包括妇科肿瘤科、影像科、病理科、外科、肿瘤内科、放疗科、麻醉科、营养科、心理科等,对患者进行多学科协作、精准化、个性化综合全程管理。

鼓励卵巢癌患者参加临床试验。美国国立综合癌症网络(NCCN)指南鼓励卵巢癌患者在诊断和治疗过程中参与临床试验,鼓励复发性、难治性卵巢癌患者在充分知情的情况下,参加一些新药物和新治疗方案临床研究,在参加临床试验过程中有专业妇科肿瘤医生、护士、临床协调员对患者进行全程管理、对病例资料进行详细整理和跟踪随访。期望随着新治疗方案的不断出现,可以让更多的肿瘤患者获益。

70% 左右的卵巢恶性肿瘤会复发,术后应严密监测和长期随访。随访间隔一般是治疗后第 1~2 年每 2~4 个月随访 1 次、第 3~5 年每

3~6个月随访1次,第5年后每年随访一次。随访内容包括询问病史、体格检查、妇科检查、肿瘤标志物(血清CA125、HE4、AFP、CEA、CA199等)监测和影像学检查(超声、CT、MRI或PET-CT)等。

通过规范化的诊治和全程管理,妇科肿瘤医生和患者共同努力,可提高诊疗效果、延长生存期和改善生存质量,期待早日攻克卵巢恶性肿瘤。

第五节 妊娠期卵巢肿瘤

1. 妊娠期卵巢肿瘤的发病率

妊娠期卵巢肿瘤的发病率为0.05%~2.4%,有研究报道主要发生在妊娠早期(21.4%~75.7%),妊娠晚期为4.0%~22.2%。多数无特异性临床表现,子宫增大占据腹盆腔,所以多在常规超声检查或剖宫产手术时意外发现。妊娠期卵巢囊肿扭转的发生率为1%~22%,有研究报道直径6~10cm的囊肿易发生扭转,建议急诊手术,术后注意监测早产的风险。

2. 妊娠期卵巢肿瘤有哪些检查手段

超声检查是妊娠期评估卵巢肿瘤的常用方法,约20%的肿瘤超声检查无法发现,需要联合盆腔MRI平扫检查,妊娠期进行盆腔MRI检查是安全的,不建议做增强扫描(含造影剂),CT具有一定剂量的电离辐射,妊娠期应尽量避免。

3. 妊娠期卵巢肿瘤手术方式如何选择

多数妊娠早期的卵巢肿瘤(<5cm),若无症状不需要处理,称为"期待治疗"。妊娠12周后胎盘形成,维持妊娠所需的激素主要来源于胎盘,因此妊娠中期是适宜的手术时机,建议在妊娠14周之后进

行手术。妊娠 24 周以后,如果没有卵巢恶性肿瘤征象或扭转、破裂、继发感染等急腹症,可选择密切随诊,待剖宫产手术中或阴道分娩 6 周后重新评估。

妊娠期卵巢肿瘤手术可以选择开腹或腹腔镜手术,应根据孕周、医生经验、肿瘤性质、手术范围和手术部位决定。若胎儿成熟,且孕妇有分娩迹象,建议在具备产科和新生儿抢救设施的医疗机构进行手术,如果有早产风险,应根据孕周在产前使用促胎儿肺成熟药物。

妊娠期卵巢肿瘤出现以下情况时,需要考虑手术:高度怀疑为恶性肿瘤;卵巢囊肿扭转或破裂;肿瘤直径>10cm 并持续存在;出现严重的并发症(如肾积水);估计肿瘤会引起产道梗阻等。处理原则应首先考虑母亲的生命安全,同时综合多种因素包括孕周、卵巢恶性肿瘤临床分期、病理类型和孕妇对胎儿的期望值,经妇科、产科、肿瘤科、麻醉科和新生儿科医生为主的多学科综合诊治团队会诊,共同讨论给予个体化诊疗方案。

第六节　青少年卵巢恶性肿瘤

青春期恶性肿瘤常见的是卵巢恶性生殖细胞肿瘤(malignant ovarian germ cell tumor,MOGCT)、性索间质肿瘤、幼年型颗粒细胞瘤等。对于 MOGCT 常有非常敏感的肿瘤标志物,发病年龄有两大高峰:一个是儿童期(7 岁以内幼女);另一个是青春期至成人期之间(14~18 岁)。卵巢性索间质肿瘤常有激素分泌,有时会伴有性早熟、月经紊乱或高雄激素的表现。

青少年卵巢恶性肿瘤如何诊疗? 手术方案通常选择保留生育功能的术式,晚期病例对化疗非常敏感,术后的辅助治疗应及时规范,早期低危的 MOGCT 预后良好,建议主动密切随诊。对于高危患者,尤其是组织病理类型含有内胚窦瘤和胚胎癌成分者,一定要严格遵从规范化疗。

青少年恶性肿瘤需要联合儿科、肿瘤科、妇科、生殖内分泌科医生及儿童青少年心理专家、遗传咨询专家等共同讨论、综合诊治、规范管理,诊治过程中需要注重对生育力的保护,具体措施包括卵母细胞冻存、卵巢组织冻存以及药物治疗和自体卵巢的手术移位等,提高肿瘤治愈后的生活质量。

(陈峥峥 赵卫东 洪 慧 王晓丽)

第四章　外阴阴道肿瘤

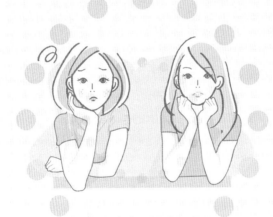

第一节　了解外阴、阴道结构

1. 正常外阴长啥样

了解疾病之前,先认识一下女性外生殖器的构成。女性生殖系统分为外生殖器和内生殖器。外生殖器又称外阴,指生殖器官的外露部分,包括两股内侧从耻骨联合到会阴之间的组织。

(1)阴阜:耻骨联合前方隆起的脂肪垫,青春期该部位皮肤开始生长阴毛。分布呈尖端向下的倒三角形,阴毛的密度和色泽存在种族和个体差异。

(2)大阴唇:邻近两股内侧的一对纵长隆起的皮肤皱襞。起自阴阜,止于会阴,分别形成阴唇的前、后联合。大阴唇外侧面与皮肤相同,内有皮脂腺和汗腺。大阴唇皮下脂肪层含有丰富的血管、淋巴管和神经,受伤后易出血形成血肿。

(3)小阴唇:位于大阴唇内侧的一对薄皱襞。表面湿润、褐色、无毛,富含神经末梢,故非常敏感。两侧小阴唇在前端相互融合,并分为前后两叶包绕阴蒂。

(4)阴蒂:位于两侧小阴唇顶端的联合处,是与男性阴茎相似的海绵体组织,具有勃起性。

(5)阴道前庭:两侧小阴唇之间的菱形区。其前为阴蒂,后为阴唇系带。在此区域内,前方有尿道外口,后方有阴道口,阴道口与阴唇系带之间有一浅窝,称舟状窝(又称阴道前庭窝)。在此区域内尚有以下各部分:①前庭球:又称球海绵体,位于前庭两侧,由具有勃起性的静脉丛构成,其前部与阴蒂相接,后部与前庭大腺相邻,表面被球海绵体肌覆盖。②前庭大腺:又称巴氏腺,位于大阴唇后部,被球海绵体肌覆盖,如黄豆大、左右各一。向内侧开口于前庭后方小阴唇与处女膜之间的沟内。性兴奋时分泌黏液起润滑作用。③尿道口:位于阴蒂头后下方的前庭前部,略呈圆形。其后壁上有一对并列腺体称为尿道旁腺,其分泌物有润滑尿道口作用。④阴道口及处女膜:阴道口位于尿道口后方的前庭后部,其周缘覆有一层较薄的黏膜,称处女膜。膜的两面均为鳞状上皮所覆盖,其间含有结缔组织、血管与神经末梢,有一孔,多在中央,孔的形状、大小及膜的厚薄因人而异。处女膜可在初次性交或剧烈运动时破裂,分娩时进一步破裂,产后仅留有处女膜痕。

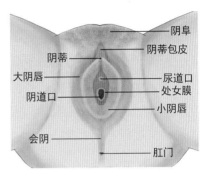

女性外阴解剖示意图

2. 正常阴道长啥样

女性内生殖器位于骨盆内,包括阴道、子宫、输卵管和卵巢。阴道是一条上宽下窄的通道,长约10cm,既是性交的器官,也是月经排出及宝宝分娩出来的通道,可以说是生命的起点。

第二节　外阴良恶性肿瘤

1. 外阴良性肿瘤

外阴良性肿瘤发病率不高,包括外阴乳头状瘤、纤维瘤、汗腺瘤等。患者主要以外阴肿物及瘙痒为症状,多见于育龄期妇女或绝经期女性,恶变率不高,一般可以通过手术治疗。

(1)外阴乳头状瘤:常见于围绝经期和绝经后妇女,主要表现为大阴唇表面凸起单个或多个结节,伴有皮肤瘙痒或局部溃疡、坏死,有 2%~3% 的恶变率,一般需接受手术治疗,术中应送快速病理,明确是否有恶变。

(2)外阴纤维瘤:纤维瘤又称皮赘,主要出现在颈部、双侧腋窝、腹股沟、大阴唇外侧等皮肤摩擦和皱褶部位。外阴纤维瘤常单发,直径 1~2cm、带蒂,较少出现恶变,治疗以手术切除为主,也可激光或冷冻治疗。

(3)外阴汗腺瘤:外阴汗腺瘤是一种表皮内汗腺肿瘤,多见于青春期及育龄期妇女,受激素影响,常有家族史,主要表现为会阴部淡褐色皮疹,皮损可单发或多发、密集分布,一般无自觉症状,可通过激光或手术治疗。

2. 女性杀手——外阴鳞癌

外阴恶性肿瘤的主要分类:①肿瘤来源于上皮组织的癌:包括鳞状细胞癌、基底细胞癌、疣状癌、腺癌(前庭大腺癌)。②恶性黑色素瘤;肿瘤发生于间叶组织,如平滑肌肉瘤、横纹肌肉瘤。③其他:如淋巴瘤等。90% 的外阴恶性肿瘤类型为鳞状细胞癌,其次为黑色素瘤。

外阴鳞状细胞癌是最常见的外阴癌,多发生于 60 岁以上的老年妇女。大多数鳞状细胞癌发生于大阴唇,也可发生于小阴唇、阴蒂和会阴,近年来该肿瘤的发病率有增高趋势。外阴癌发病高危因素包括:高龄、人乳头状瘤病毒(HPV)感染、有长期吸烟史、外阴炎性疾病及免疫缺陷等,其中主要病因可能是高危型 HPV 感染。

(1)外阴癌是什么原因引起的:高危型 HPV 感染是发生外阴癌的主要原因。大多数下生殖道癌,包括外阴癌、阴道癌和宫颈癌,发病原因都很相似,与高危型 HPV 感染密切关系。高危型 HPV 包括 16、18、31、33、35、39、51、52、58、59 等。其中 16 型和 18 型 HPV 是绝大部分 HPV 相关外阴癌的主要发病原因。HPV 感染主要与性接触有关,如无保护的性交、涉及感染区域的密切外阴皮肤接触、多个性伴侣、免疫缺陷疾病等。

（2）外阴癌有哪些症状和表现：大多数外阴癌比较容易发现。有些外阴癌患者可没有症状，但大多数患者会出现外阴肿胀溃疡、外阴疼痛，也可能出现阴道出血或排液，有些患者表现为外阴长期瘙痒。很多患者自己检查时发现外阴有结节、肿块或伴有溃疡，外阴皮肤出现增厚或色素沉着改变等。有的患者因发现腹股沟区肿块而就诊。外阴癌的诊断必须依靠对肿瘤组织进行活检，经病理组织学检查才能确诊。

（3）外阴癌如何治疗：如果被确诊为外阴癌，应到正规的肿瘤专科医院进行治疗。外阴癌早期主要采取手术治疗，切除外阴病变，有时需要切除腹股沟淋巴结来确定是否存在转移；晚期患者可采取手术联合辅助放疗和化疗等综合治疗。外阴癌应根据肿瘤的部位、大小、淋巴结转移及患者年龄等情况综合评估，选择合适的治疗方式，进行个体化治疗，减少手术创伤及术后并发症。对于晚期和复发的外阴癌，也可以尝试靶向治疗和免疫治疗，但效果不是很理想，目前仍缺乏大规模临床数据支持。

（4）外阴癌的预后和随诊：外阴癌的预后与病灶大小、部位、癌瘤分化程度、有无淋巴结转移及治疗选择方式相关，早期发现、早期治疗才能获得较好的预后。已经发生远处转移的外阴癌患者 5 年生存率明显降低，Ⅰ～Ⅳ期外阴癌的 5 年生存率分别为 91%、81%、48% 和 15%。

外阴癌复发的时间多在疾病治疗后两年内。因此，治疗结束后要定期随诊，发现复发要尽早再治疗。有些复发病例经过正规的再次治疗也可以得到长期缓解。

3. 致命的外阴恶性黑色素瘤

外阴恶性黑色素瘤在临床中比较少见，位居外阴恶性肿瘤的第 2 位，女性生殖道恶性黑色素瘤第 1 位。多见于成年女性，高发年龄为 60~70 岁。

（1）外阴恶性黑色素瘤的临床表现和症状：外阴的病变位于阴蒂和小阴唇，大多数情况表现为色素沉着性病变，没有临床症状，少数表现为疼痛、溃疡。所以当发现外阴有异常的色素沉着性病变时应及时就诊。因黑色素瘤的恶性程度高、预后差，建议一旦发现外阴任何色素性病变都应尽早就诊、切除活检，以减少漏诊。

（2）外阴恶性黑色素瘤的常规治疗方法：手术是早期外阴恶性黑色素瘤主要的治疗方式，在活检确诊后须尽快进行原发灶扩大切除手术。目前对外阴恶性黑色素瘤的手术治疗也倾向于更保守，淋巴结的切除能否提高生存率尚有争议。外阴恶性黑色素瘤患者若已发生远处脏器转移，应采取以全身治疗为主的综合治疗。黑色素瘤作为恶性程度较高的肿瘤之一，早期就可能出现远处转移，预后差，传统治疗方法（手术及放疗、化疗）的疗效多不理想。

（3）免疫治疗在外阴恶性黑色素瘤治疗中取得重大进展：免疫疗法中的免疫检查点抑制剂治疗，是用能结合免疫细胞 PD-1 或癌细胞 PD-L1 的抗体，使 T 细胞不再被癌细胞迷惑，解除免疫系统的限制（PD-1 抑制剂），或解除癌细胞的防御系统（PD-L1 抑制剂），从而对癌细胞大开杀戒。其在临床中的广泛应用，给晚期恶性黑色素瘤患者带来极大的生存获益。

目前，全球已有多种免疫检查点抑制剂获批上市，其中包括纳武单抗、帕博利珠单抗、特瑞普利单抗和信迪利单抗等，为外阴恶性黑色素瘤患者的治疗带来更多选择和福音。

4. 外阴癌前病变早知道

外阴上皮内瘤变（vulvar intraepithelial neoplasia，VIN）作为一种外阴癌的癌前病变，多见于年轻女性，与宫颈和阴道的癌前病变相类似。其包含两种类型的病变，普通型 VIN 以及分化型 VIN。普通型 VIN 与高危型 HPV 持续性感染有关，分化型 VIN 与硬化性苔藓等外阴皮肤病变相关。发展为外阴癌的主要是高危型 HPV 感染引起的普通型 VIN，如果感染持续存在，外阴上皮内瘤变得不到缓解，随着时间推移病变不断进展，就可能发展为外阴浸润癌。

VIN 在治疗前须进行外阴活检，经病理学检查排除浸润癌。VIN1 中大部分患者的病变可自行消退，通常只需要密切随访，如一年后仍持续存在,则需要治疗。VIN2 及 VIN3 需及时治疗,可进行药物治疗,如局部涂抹 5% 的氟尿嘧啶软膏或 5% 的咪喹莫特乳膏;也可以采取物理治疗,如激光和光动力治疗等;手术切除适合病变范围较小的病灶。

第三节 外阴瘙痒白斑,不只是阴道炎

女性外阴及阴道肿瘤总体发病率不高。对女性来说,更常见的症状是外阴瘙痒、外阴白斑等,除了阴道炎,外阴鳞状上皮增生及外阴硬化性苔藓也是常见的病因。

1. 外阴鳞状上皮增生

外阴鳞状上皮增生是一种以外阴瘙痒为主要症状的常见良性病变。一般多见于 50 岁左右女性,目前病因不明确,可能与外阴局部潮湿、阴道分泌物或外来物刺激后引起瘙痒而反复搔抓有关。

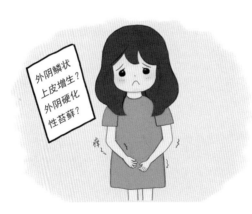

患者常感到外阴瘙痒难忍,甚至坐卧不安,需要搔抓减缓瘙痒,但反复搔抓有可能导致外阴皮肤破损,使瘙痒进一步加重,形成恶性循环。患者常因部位较隐私而羞于就诊,常年饱受瘙痒的困扰。通过妇科检查可以发现,外阴病变的区域呈现暗红色、粉红色或白色,严重时出现皮肤增厚似皮革样,表皮粗糙似苔藓。通过可疑病灶活检可以确诊。

2. 外阴硬化性苔藓

外阴硬化性苔藓病因尚不明确,好发于绝经后的老年女性,早期症状表现为大阴唇、小阴唇、阴蒂、会阴体、肛周皮肤瘙痒伴红色丘疹,多呈对称性分布,反复发作,病变逐渐发展,晚期病变部位的皮肤逐渐萎缩、变薄,严重时小阴唇消失,阴道口皱缩、狭窄。

3. 外阴鳞状上皮增生和外阴硬化性苔藓的治疗

一旦确诊,患者需加强对外阴皮肤护理,保持外阴皮肤清洁、干燥,穿透气的棉质内裤,不要自行使用外阴清洗剂,如需清洁仅用温水即可。使用不恰当的外阴清洗剂可能破坏会阴部酸碱平衡、影响皮肤生理屏障。辛辣食物及酒精也可能加重病情,需尽量避免。瘙痒较严重时可以局部使用糖皮质激素软膏,但激素可能引起局部皮肤萎缩,所以应遵从医生指导,及时调整用药时间及剂量。聚焦超声治疗、激光、冷冻等物理治疗也有一定效果。外阴皮肤病变有一定的恶变率,因此,如果病变部位出现不典型增生或恶变可能,或用药及物理治疗后反复无效,可考虑手术治疗。

(王旖旎　李元成)

第五章　滋养细胞肿瘤

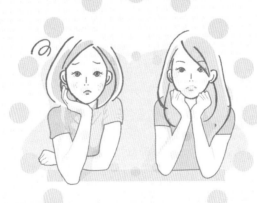

一个新生命的开始是由精子和卵子结合形成受精卵,受精卵不断地分裂,由 1 个细胞卵裂为 2 个细胞,再卵裂为 4 个,再往后发育成桑椹胚、囊胚等。当胚胎发育成晚期囊胚时,胚泡的外层则分化为滋养层细胞,侵入母体,并和母体的血液循环建立联系。滋养细胞这种"侵袭"能力就像一把双刃剑,在正常情况下,保证了胎儿的生长发育及母胎之间的稳态,而当滋养细胞因为各种原因出现病变,异常增生时就会引起妊娠滋养细胞疾病(gestational trophoblastic disease,GTD),包括葡萄胎、侵蚀性葡萄胎、绒毛膜癌。葡萄胎属于良性疾病,侵蚀性葡萄胎、绒毛膜癌属于妊娠滋养细胞肿瘤。

第一节　葡　萄　胎

1. 认识葡萄胎

女性出现停经和人绒毛膜促性腺激素(human chorionic gonado-trophin,hCG)升高,除了正常宫内怀孕,也可能是彩超发现宫腔内"葡萄状的图像"。胎盘部位的滋养细胞增生、间质水肿,形成大小不一的水泡,形如葡萄,故称"葡萄胎",分为完全性葡萄胎和部分性葡萄胎。完全性葡萄胎由一个二倍体的受精卵发育而来,但两套遗传物质均来源于父亲。部分

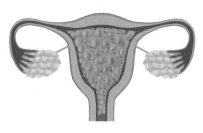

葡萄胎

性葡萄胎是由一个三倍体受精卵发育而来,其染色体一套来源于母亲,两套来源于父亲,可以同时合并存活的胚胎。

2. 葡萄胎的发病原因

葡萄胎的病因目前尚不明确,完全性葡萄胎可能与营养状况、社会因素、年龄及葡萄胎史等有关。有研究表明,流产和不孕史、年龄过大或过小均为高危因素,大于 35 岁和大于 40 岁的女性,发生率分别是年轻女性的 1 倍和 7.5 倍;有过 1 次和 2 次葡萄胎史的女性,再次葡萄胎的发生率分别为 1% 和 15%~20%。

3. 葡萄胎有哪些症状

最常见的症状是停经后阴道流血,一般在停经 8~12 周,出现不规则阴道流血,若累及子宫内大血管,可能出现危及生命的大出血。大多数在妇科检查时发现子宫较正常怀孕的月份大,并且伴有血 hCG 值异常升高。有些患者表现为高血压、蛋白尿、水肿等"子痫前期征象",有些患者可出现心动过速、皮肤潮湿和眼球震颤等"甲状腺功能亢进征象"。大量血 hCG 刺激卵巢形成黄素化囊肿,最大直径可达 20cm 以上,常在葡萄胎清宫术后 2~4 个月自行消失。因葡萄胎迅速增长和子宫过度快速扩张可能出现腹痛症状。

4. 葡萄胎有哪些检查手段

最常用的辅助检查是盆腔彩超,完全性葡萄胎常表现为子宫大于相应的孕周,无妊娠囊或胎心搏动,呈"落雪状"或"蜂窝状",常可以监测到双侧或一侧卵巢囊肿。部分性葡萄胎超声图像可在胎盘部位见到水泡状胎块,有时可见胎儿,胎儿常为畸形儿。

血 hCG 值是非常重要的辅助检查。葡萄胎患者血 hCG 值常明显高于正常孕周的相应值,血 hCG 值>8 万 U/L 支持葡萄胎诊断,最高可达 240 万 U/L 以上,但也有少数葡萄胎,尤其是部分性葡萄胎因绒毛退行性变,血 hCG 升高不明显。

葡萄胎的诊断还可以通过 DNA 倍体分析检测和印记基因检测,

用于鉴别完全性葡萄胎(二倍体、不含母源印记基因)及部分性葡萄胎(三倍体、含母源印记基因)。葡萄胎女性还需要做胸部 X 线检查,如果胸部 X 线片提示转移,则行胸部/腹部/盆腔 CT 和脑部 MRI 等检查,排除有无转移病灶。

5. 葡萄胎有哪些高危因素

①血 hCG 值>10 万 U/L;②子宫明显大于相应孕周;③卵巢黄素化囊肿直径>6cm;④年龄>40 岁,反复发生葡萄胎。

6. 葡萄胎如何治疗

葡萄胎的治疗首选负压吸宫和刮宫术,建议在超声监测下进行,有条件的在手术室内进行,建议子宫大于妊娠 16 周或有并发症者应转送至有治疗经验的医院进行清宫。2021 年美国国立综合癌症网络(NCCN)妊娠滋养细胞肿瘤临床实践指南推荐,全子宫双侧输卵管切除术可以考虑作为无生育要求的葡萄胎患者的初始治疗。

卵巢黄素化囊肿一般在清宫后 2~4 个月自然消退,不需要处理,如果出现急性扭转,则应进行卵巢囊肿穿刺或手术治疗。有高危因素和随访困难的完全性葡萄胎患者,建议预防性化疗,降低发生滋养细胞肿瘤的风险,建议选用单一药物,常用药物为甲氨蝶呤、氟尿嘧啶、放线菌素 D 等。一般建议多疗程化疗,直到血 hCG 阴性。

7. 葡萄胎治疗后如何随访

葡萄胎清宫术后,血 hCG 逐渐下降,首次下降到正常值的平均时间约为 9 周,最长不超过 14 周。若清宫后血 hCG 持续异常,需要考虑妊娠滋养细胞肿瘤的可能。因此,葡萄胎术后定期复查血 hCG 十分必要!

首先,治疗后每 1~2 周复查血 hCG 一次,持续至连续 3 次正常,之后每 3 个月 1 次,共 6 个月,自第 1 次阴性后,随访共计 1 年;其次,须密切注意有无异常阴道流血,有无咳嗽、咯血等症状,建议到医院进行妇科检查、盆腔彩超、胸部 X 线或胸部 CT 等检查。

葡萄胎清宫术后的女性应严格避孕(最少 6 个月),首选口服避孕药。如果血 hCG 已降至正常,可继续妊娠,怀孕早期须监测盆腔 B 超和血 hCG 以明确是否为宫内妊娠,产后也须随访血 hCG 直至正常。

第二节 妊娠滋养细胞肿瘤

1. 认识妊娠滋养细胞肿瘤

妊娠滋养细胞肿瘤(gestational trophoblastic neoplasia,GTN)约 60% 继发于葡萄胎妊娠,30% 继发于流产,10% 继发于足月妊娠或异位妊娠(俗称宫外孕)。由于过去对 GTN 缺乏认识和治疗手段,病情进展极快,死亡率非常高。随着诊疗技术的进步,GTN 的预后已经得到大大改善,其晚期高危患者的治愈率也可以达到 90% 以上。

侵蚀性葡萄胎和绒毛膜癌都属于妊娠滋养细胞肿瘤,其中侵蚀性葡萄胎全部继发于葡萄胎妊娠,恶性程度低于绒毛膜癌,预后较好,显微镜下可见"绒毛结构及滋养细胞增生",也可仅见"绒毛阴影"。绒毛膜癌可以继发于葡萄胎妊娠、流产、足月妊娠和异位妊娠等,镜下"不形成绒毛或水泡状结构",恶性程度极高,极易发生早期广泛转移。

2. 妊娠滋养细胞肿瘤有哪些症状

最常见的症状是持续不规则的阴道流血,或正常月经后再出现停经后阴道流血。在葡萄胎排空、流产或足月妊娠后,出现双侧或一侧卵巢黄素化囊肿,且持续存在,这些情况需要考虑是否为妊娠滋养细胞肿瘤。当子宫病灶穿破表面时可引起急性腹痛及腹腔内出血症状,由于血 hCG 及激素的作用,可出现乳房增大、乳晕着色、宫颈色素沉着等假孕症状。

（1）妊娠滋养细胞肿瘤会转移到哪些部位：滋养细胞肿瘤主要经血行播散，最常见的转移部位为肺（约占 80%）、阴道（约占 30%）、盆腔（约占 20%）、肝脏（约占 10%）和脑（约占 10%），其他部位如脾脏、肾脏、膀胱、消化道、骨骼等也可出现转移。

（2）滋养细胞肿瘤转移到身体其他部位会出现哪些症状：妊娠滋养细胞肿瘤肺转移可表现为胸痛、咳嗽、咯血及呼吸困难；肝转移可表现为右上腹或肝区疼痛、黄疸等；阴道转移病灶常在阴道前壁或阴道穹窿，呈紫蓝色结节，破溃时可引起阴道大量流血；脑转移时预后凶险，可出现暂时性失语、头痛、喷射样呕吐、偏瘫、抽搐甚至昏迷，严重时脑疝形成，导致死亡。

3. 妊娠滋养细胞肿瘤有哪些检查手段

根据病史、血 hCG、影像学检查（超声、磁共振、胸部 X 线）等综合判断，血 hCG 异常升高是主要的诊断依据，葡萄胎妊娠后排除再次怀孕和妊娠残留物，如出现以下情况即可诊断：①hCG 持续 4 次为高水平平台期（±10%），持续 3 周或更长时间；②hCG 测定 3 次上升（>10%），连续时间 ≥ 2 周。

超声检查是诊断子宫原发病灶最常用的方法，建议常规行胸部 X 线检查，可发现肺部转移病灶。如果胸部 X 线显示转移，建议行胸部／腹部／盆腔 CT 和脑部 MRI。任何部位的病灶切除后病理组织学检查见绒毛或绒毛阴影者，诊断为侵蚀性葡萄胎，未见绒毛结构者诊断为绒毛膜癌。

4. 妊娠滋养细胞肿瘤如何分期和评分

妊娠滋养细胞肿瘤的期别和评分非常重要，目前多采用国际妇产科联盟（FIGO）妇科肿瘤委员会制定的临床分期，包含解剖学分期和预后评分系统，根据年龄、前次妊娠情况、距前次妊娠时间、治疗前血 hCG、最大肿瘤的大小、转移部位、转移病灶数目、先前化疗失败等进行预后评分。预后评分 ≤ 6 分者为低危患者，≥ 7 分或Ⅳ期者为高危患者，≥ 13 分及对一线联合化疗反应差的肝脏、脑部或广泛转移者为极高危患者。

5. 妊娠滋养细胞肿瘤的手术治疗如何选择

手术治疗目的是控制病灶大出血、切除耐药病灶、减少肿瘤负荷和缩短化疗疗程。对于无生育要求且无转移的患者，初次治疗时可以选择全子宫双侧输卵管切除术；对于大病灶、耐药病灶、病灶穿孔出血的患者，可考虑全子宫切除术；对于肺部孤立耐药病灶，多次化疗不能吸收的患者，可考虑肺叶切除术。

6. 妊娠滋养细胞肿瘤有哪些化疗方案

妊娠滋养细胞肿瘤以化疗为主，手术和放疗为辅助治疗。低危患者多选用单药化疗，常见药物有甲氨蝶呤、氟尿嘧啶、放线菌素 D；无转移或低危转移的妊娠滋养细胞肿瘤患者，多数可以治愈，化疗巩固方案为从 hCG 正常后再化疗 2~3 个疗程。

高危患者选择联合化疗方案，首选 EMA-CO 方案（依托泊苷、放线菌素 D、甲氨蝶呤、环磷酰胺、长春新碱），每 2 周重复 1 次，hCG 正常后继续巩固化疗 6~8 周；依托泊苷、甲氨蝶呤、放线菌素 D、依托泊苷和顺铂方案（EMA-EP）；EMA-CO 方案是 FIGO 推荐的一线治疗方案，也是国际上目前应用最广泛的联合化疗方案，但因存在毒副反应患者难以按期化疗。以氟尿嘧啶及放线菌素 D（FAV 方案氟尿嘧啶、放线菌素 D、长春新碱，FAEV 方案氟尿嘧啶、放线菌素 D、依托泊苷、长春新碱，FAV/FAEV）为主的联合化疗方案（俗称双枪方案）在我国应用同样较为广泛，初治完全缓解率在 70% 左右。

对于一些极高危（评分 ≥ 13 分）的患者，近年来美国国立综合癌症网络（NCCN）指南均推荐初治化疗前选用低剂量的 EP（依托泊苷、顺铂）方案诱导化疗 1~3 个疗程，再接受大剂量的 EMA-CO/EMA-EP 方案化疗。

临床上 30%~40% 的高危患者采取多药联合化疗后出现耐药，或疾病缓解后复发，此类患者称为"难治性高危 GTN"，多需要对应的"补救化疗"，甚至结合手术切除耐药的病灶，总体治愈率达

80%~90%。

7. 妊娠滋养细胞肿瘤治疗后如何随访

一般每个疗程化疗结束后,患者应每周监测血 hCG,每个疗程化疗结束后 18 日内,血 hCG 呈对数下降称为有效;化疗结束时间:一般为血 hCG 数值正常后,低危患者至少巩固化疗 1 个疗程,通常为 2~3 个疗程;高危患者继续化疗 3 个疗程。

患者出院后 3 个月随访 1 次,之后每 6 个月随访 1 次,直到随访 3 年;此后每年随访 1 次直到随访 5 年;之后每 2 年 1 次。随访期间应严格避孕,化疗停止超过 12 个月后才可以考虑妊娠。

(陈峥峥　赵卫东　陈　川　洪　慧)

第六章　乳腺肿瘤

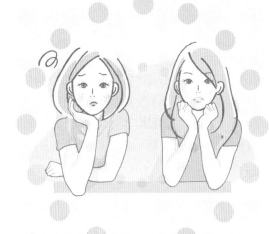

近年来,乳腺癌发病率与死亡率均呈现逐年上升趋势。无论从发病现状还是死亡现状上看,乳腺癌已成为对女性健康威胁最大的疾病。乳腺癌的发生主要是在各种内外致癌因素的作用下,乳腺导管上皮细胞失去正常特性而异常增生,超过自我修复能力,最终发生癌变所引起的一种疾病。其确切的病因尚未完全清楚。与发病相关的高危因素包括:乳腺癌易感基因 *BRCA1*、*BRCA2* 突变,月经初潮早、绝经晚,未婚未育,晚育未哺乳,肥胖,长期接受电离辐射,长期精神情志不畅等。为早期发现乳腺癌的蛛丝马迹,女性朋友在日常生活中应学会一些简单的自检并做好相应的医学检查,尽量做到早期发现病变并有效扼杀乳腺癌。女性原则上应从 20 岁起每月进行乳腺自查;有乳腺癌高危因素(如乳腺癌家族史、未育或 35 岁以上初产妇、月经初潮 ≤ 12 岁或行经 ≥ 42 年等)的女性从 35 岁起、其他女性从 40 岁起,应定期接受乳腺 B 超联合钼靶的筛查;45 岁以上女性可每两年进行一次钼靶筛查(部分致密型乳腺女性,应结合超声检查),以便早期发现乳腺癌。同时,健康的生活方式、良好的饮食习惯也很关键。总之,做到早期发现、早期诊断、早期治疗,是降低乳腺癌发病和提高疗效的重要因素。

第一节　乳腺常见的良性肿瘤和病变

乳腺良性肿瘤和病变指各种原因导致的具有良性经过的乳腺原发肿瘤和疾病,常见的有乳腺纤维腺瘤、乳腺囊性增生症、乳腺导管内乳头状瘤和良性乳腺叶状肿瘤等。

1. 什么是乳腺纤维瘤

乳腺纤维腺瘤是女性最常见的良性肿瘤,多见于 15~35 岁妇女,尤以 20 岁前后最常见。多表现为偶然发现的乳腺内孤立性肿块,大小多在 1~3cm 之间,20% 左右可为多发性,同时或先后在双侧乳房内出现。肿块边界分明,表面光滑,质地坚韧而有弹性,在乳房内极易推动,俗称"乳老鼠"。

乳腺纤维腺瘤有什么表现? ①肿块:大多在无意中发现乳房有肿块,2/3 的患者肿块大小在 1~3cm,个别可达 10cm 以上。部位多在乳腺外上方,大多为单发,少数为多发,呈圆形或椭圆形,边界清楚,表面光滑,具有韧性,活动良好,与表皮和胸肌无粘连。②疼痛:大多为无痛性肿块,仅 14% 有轻度疼痛,呈阵发或偶发或月经时激发。③乳头有清亮溢液,但少见,约占 0.75%。④腋窝淋巴结不肿大。

乳腺纤维腺瘤怎么处理? ①密切观察、定期随诊;②外科手术切除。

(1)观察过程中,如乳房自查或去医院检查发现纤维腺瘤有增大倾向,或彩超原显示肿块内无血流信号现可见大量血流信号,应手术切除。

(2)乳腺纤维瘤患者准备怀孕之前,应进行纤维腺瘤切除术。原因:①乳腺纤维腺瘤的发生与雌激素水平升高有关,妊娠、哺乳期体内激素水平的变化,可导致肿瘤体积迅速增大。②妊娠期乳腺不宜进行手术及有创性检查,哺乳期亦不适合手术。

(3)青少年巨大纤维腺瘤(幼年性纤维腺瘤),因肿瘤生长快、体积大,对正常乳腺组织产生挤压,应考虑手术切除,手术不会对以后的妊娠、哺乳产生不良影响。

(4)乳腺微创旋切手术适用于乳腺纤维腺瘤诊断明确者(不适宜乳腺癌的治疗)。利用真空辅助旋切设备,在乳腺超声引导下,一次进针多次切割将肿瘤切除。切口仅 0.3cm,恢复快,美学效果好。纤维腺瘤完整切除后很少复发,但可再发。

2. 乳腺的囊性增生症是肿瘤吗

乳腺囊性增生症又称乳腺囊性增生病、慢性囊性乳腺病、囊肿性脱皮性乳腺增生病、纤维囊性乳腺病等，是以乳腺小叶、小导管及末端导管高度扩张形成的囊肿为特征，伴有乳腺结构不良病变的疾病。本病是妇女常见、多发病之一，多见于25~45岁女性，其本质上是一种生理增生与复旧不全造成的乳腺正常结构的紊乱。在我国，囊性改变少见，多以腺体增生为主，故多称"乳腺增生症"，WHO统称"良性乳腺结构不良"。本病恶变的危险性较正常妇女增加2~4倍，临床症状和体征有时与乳腺癌相混。

正确认识囊性增生症：突出的表现有乳房胀痛和乳内肿块。

（1）乳房胀痛：常见为单侧或双侧乳房胀痛或触痛。病程为2个月至数年不等，大多数患者具有周期性疼痛的特点，月经前期发生或加重，月经后减轻或消失。必须注意的是，乳痛的周期性虽是本病的典型表现，但缺乏此特征者并不能否定病变的存在。

（2）乳房肿块：常为多发性，单侧或双侧性，以外上象限多见；肿块大小、质地亦常随月经呈周期性变化，月经前期肿块增大，质地较硬，月经后肿块缩小，质韧而不硬。扪查时可触及肿块呈节结构，大小不一，与周围组织界限不清，多有触痛，与皮肤和深部组织无粘连，可被推动，腋窝淋巴结不肿大。

此外，尚有病程长、发展缓慢、有时可有乳头溢液等表现。乳房内大小不等的结节实质上是一些囊状扩张的大、小乳管，乳头溢液即来自这些囊肿，呈黄绿色、棕色或血性，偶为无色浆液性。

（3）处理方法：本病发生的机制和病因尚无确切了解，目前治疗上基本为对症治疗。症状较明显，病变范围较广泛的患者，可以胸罩托起乳房；口服中药小金丹或逍遥散，或5%碘化钾均可缓解症状。近年来类似的药物较多，如乳块消、乳癖消、天冬素片、平消片、囊癖灵、三苯氧胺等，治疗效果不一。

对患者的随访观察中，一旦发现有短期内迅速生长或质地变硬的肿块，应高度怀疑其癌变可能，必要时行活检或患乳单纯切除，术中冰冻切片查到癌细胞者,应按乳腺癌处理。

3. 长在乳腺导管内的肿瘤

乳腺导管内乳头状瘤又称大导管乳头状瘤、囊内乳头状瘤等,是发生于乳头及乳晕区大导管的良性乳头状瘤。发病原因目前尚不明确,多数学者认为与孕激素水平低下,雌激素水平增高有关,是雌激素异常刺激的结果。与乳腺囊性增生病的病因相同。70%左右的导管内乳头状瘤是乳腺增生病的一种伴随病变。

出现以下情况应考虑乳腺导管内肿瘤:

(1)乳头溢液:约占就诊患者的80%,是导管内乳头状瘤的主要症状。患者往往无意中发现内衣上有血迹。乳头溢液来自乳管,为自溢性,常呈血性或浆液性。据 Stout 统计,血性溢液占78%,浆液性溢液占22%。年轻女性的分泌物常为浆液性,而老年妇女多为浑浊或乳样液。因肿瘤组织脆弱,血管丰富,轻微的挤压即可引起出血或分泌物呈铁锈色,是导管内乳头状瘤呈血性乳溢液的最常见原因。乳头状瘤是否发生乳头溢液与乳头状瘤的类型和部位有关,发生在乳头中心部位大导管内的乳头状瘤,乳头溢液症状最为常见。而当肿瘤位于乳头边缘部分,在中小导管内或腺泡内者,乳头溢液较少发生。

(2)疼痛:本病仅有少数患者有局部疼痛及压痛,常为乳房导管扩张、导管内类脂样物质溢出及炎症所致。

(3)乳房肿块:乳房肿块是乳房导管内乳头状瘤的主要体征。国内文献显示,本病伴肿块者占66%~75%。触诊时可在乳头处、乳晕区或乳房中心处触及肿块,直径多为1~2cm,亦有小于1cm,或为3~7cm或更大者。单发性导管内乳头状瘤可因导管阻塞扩张而引起。触及质地较软、光滑且活动的肿块,有时在乳晕旁可触及放射状条索。如患者乳头溢液并触及小肿块,则95%的可能为导管内乳头状瘤。也有的患者触不到肿块,仅在乳晕区触到几个点状结节,实则为病变所在部位。按压乳晕处的肿块,可见血性液自相应的乳腺导管乳头流出,由于肿块主要是乳头状瘤出血淤积而成,肿块往往在按压后变小或消失。因此,在体检查时应轻轻按压肿块,以便留下部分血液,在手术时可根据乳头出血的相应乳管进行标记,行乳房区段切除。

如何正确处理? 手术治疗。

乳管内乳头状瘤均需手术治疗,术前先在溢液的导管开口处注入 2% 美兰溶液行导管造影,以便术中辨认受累导管,或术中用细针插入溢液导管作引导。术前两天不要挤压乳房,以免导管内积液排尽,术中不易辨认溢液导管。以下介绍两种手术方式:

(1)乳房区段切除术:适用于单管溢液的乳腺导管内乳头状瘤。切除病变导管及其周围的乳腺组织,注意切除范围要够,不要留下病变,以免复发。

(2)经皮下乳腺切除术:适用于多管溢液的乳腺导管内乳头状瘤;或临床仅有乳头溢液,而未扪及乳内肿块;术前无法病变定位;术中又不能找到病灶;年龄较大,溢液细胞学检查疑为恶性者,可行经皮下全乳切除术或乳腺单纯切除术。术后病理报告为乳腺癌,根据病理结果必要时再行放疗及化疗等综合治疗。

4. 乳腺肿瘤呈分叶形状的会严重吗

乳腺叶状肿瘤是发生于女性的一种罕见疾病,发生率占乳腺肿瘤的 0.3%~0.9%,占纤维上皮性肿瘤的 2%~3%。女性各年龄段均可发病,但发病高峰在 40 岁左右,绝经前、多产妇以及哺乳者相对较为多发。发病原因一般认为与内分泌激素紊乱有关,国内资料显示其发病呈现 3 个高发年龄阶段:①青春期月经初潮,体内内分泌激素出现紊乱;②结婚生育后停止生育,体内内分泌激素紊乱;③绝经前后体内内分泌激素紊乱。

乳腺叶状肿瘤通常为单侧、质硬、无痛性乳腺包块,与皮肤不接触。大的肿瘤>10cm,可造成皮肤紧绷伴浅表静脉曲张,但溃疡罕见。借助影像学检查,2~3cm 大小的乳腺叶状肿瘤越来越多地被检测出来,但乳腺叶状肿瘤的平均大小为 4~5cm。青春期女性因肿瘤自发性梗死,可出现血性乳头溢液。多灶性或双侧乳腺叶状肿瘤少见。影像学检查为圆形、边界清楚、含裂隙或束腔的包块,有时伴粗糙的钙化。

如何处理? 乳腺叶状肿瘤以手术切除为主,完全切除后一般预后良好。良性肿瘤如手术切除不彻底，局部亦可复发，而再次行广泛切除后仍可获得较好的效果；部分恶性肿瘤手术虽可局部治愈，但如发生血运转移，常导致严重后果。本病的特点为：局部复发常在手术后 2 年内，一般认为年龄因素及肿瘤大小对复发影响不大，主要影响因素是组织类型、生物学特性及手术切除范围。复发的病例要注意，有时病变可变成更易侵犯性生长的类型，但多数良性肿瘤经过进一步局部扩大手术可取得较好的效果，也有发展为与原来肿瘤不同的组织类型。目前对化疗、放疗的效果尚无一致评价。

第二节　乳腺的恶性肿瘤

1. 女性的头号杀手——乳腺癌

国际癌症研究机构全球癌症统计报告显示，2020 年女性乳腺癌已超越肺癌成为全球癌症发病率最高的癌种，占所有癌症的 11.7%，也是女性癌症发病的首位（24.4%）。女性乳腺癌的死亡病例数占所有癌症死亡的 6.9%，位居第五位；乳腺癌占女性癌症死亡数的 15%，位居第一。同样，乳腺癌也是我国女性最常见的新发癌症，约占中国女性癌症新发病例总数的 19.9%。女性乳腺癌的死亡率位居肺癌、结直肠癌和胃癌之后，排第四位。虽然我国乳腺癌的发病率或死亡率均低于世界平均水平，但近年来其发病率呈现不断上升之势，疾病负担不容小觑。

另外，中国女性乳腺癌发病呈现两个高峰：分别在 45~55 岁和 70~74 岁之间，平均年龄为 45~55 岁，比西方女性要年轻。从年龄分布上看，乳腺癌发病率从 30 岁开始逐渐升高，并于 55 岁年龄组达到高峰。这可能由于更年期女性卵巢分泌的激素开始减少或消失，致使内分泌激素失去平衡，分泌紊乱。加上不少中年女性长期处于疲劳、压力、坏情绪中，身体内环境失衡，免疫力下降，就容易引发癌症。

2. 女性一生与乳腺癌的关系

乳腺是哺乳动物的一个显著特征,其主要作用是产生乳汁滋养后代。在人类中,乳房还是女性性特征和女性身体形象的重要部分。但伴随着生长和发育,乳房的杀手也可能随风潜入夜。

下面这张示意图将乳腺癌的发生与人一生各年龄阶段联系起来。新生儿时期,乳房出现短暂发育,并在几个月后停止。到了青春期,乳房在最初的几年中迅速发育,然后成长放缓成熟到来。图中上面深绿色线反映乳房发育生长,下面的线反映乳房退化。大约在25岁时,乳房开始逐渐出现退化,这一过程通常在绝经期或绝经后不久结束,这一现象可以通过乳房X线检查乳房腺体密度的变化观察。令人惊奇的是,女性的首次乳腺癌常出现在24岁左右腺体开始退化时,且相当一部分是三阴性和HER2阳性分子亚型的乳腺癌,而管腔型乳腺癌(HR+/HER2−)主要出现在生命后期。因此,临床上乳腺癌的预防需考虑影响乳房生长、分化的情况,特别是成熟阶段 - 退化过程须作为防癌的先决条件。

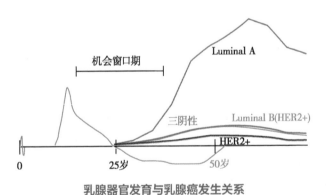

乳腺器官发育与乳腺癌发生关系

3. 掌握乳腺癌常见表现,有助于自我及时发现

早期乳腺症状多不明显,容易被忽视,表现出来的症状为乳房包块,可伴或不伴疼痛,乳头异常(溢液、皱缩、扭曲或湿疹),乳腺皮肤

橘皮样改变、溃烂、增厚粗糙变硬,甚至出现腋窝淋巴结肿大。①乳房肿物:乳房肿物是乳腺癌早期最常见的症状。将乳房以十字交叉分区,肿物经常位于外上象限、单发、质地硬、边缘不规整,不易推动的无痛性肿物。②乳腺外形改变:乳腺癌的早期症状可见肿块处皮肤隆起,或皮肤牵拉出现酒窝征。局部皮肤呈橘皮状,甚至水肿、变色、湿疹样改变等。③乳头乳晕异常:当肿物侵犯乳头或乳晕下区时,可使乳头出现凹陷、偏向,甚至完全缩入乳晕后方。特殊类型乳腺癌,如乳头湿疹样癌,表现为单侧乳头、乳晕及周围皮肤瘙痒,出现红色斑片状湿疹样改变,表面多有渗出结痂或角化脱屑,严重时可形成溃疡。④乳头溢液:溢液呈血性、浆液血性时应特别注意做进一步检查。⑤区域淋巴结肿大:以同侧腋窝淋巴结肿大最多见。锁骨上淋巴结肿大部分属于局部晚期,甚至晚期。

4. 发现乳房肿物是否就意味着得了乳腺癌

患者就诊的常见原因为发现乳房肿物、乳房疼痛和乳头溢液,而发现乳房肿物是其中最主要的就诊原因。此类患者占了 90% 以上,其中 80% 以上的患者最后诊断不是乳腺癌。从下图可以看出,乳腺

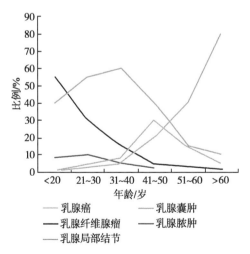

乳腺肿块的可能原因随年龄而变化

纤维腺瘤常见于年轻女性,乳腺囊肿更多见于 40 岁左右的女性,而女性乳腺癌发病率随着年龄的增长而增加。

5. 什么人容易得乳腺癌

目前乳腺癌的确切原因未明,相关的风险因素有很多,包括年龄、性别、种族、既往乳腺病变、遗传因素、雌激素和放射暴露史等。①年龄:乳腺癌发病率随年龄增长而上升,我国乳腺癌的高发年龄段集中在 45~55 岁。②性别:乳腺癌的另一个风险因素是性别。女性被诊断患乳腺癌的可能性是男性的 100 倍。在美国,每年有 20 万女性被诊断为乳腺恶性肿瘤,而男性只有 2 000 例。换句话说,男性乳腺癌的发病率低于女性乳腺癌发病率的 1%。男性一生中患乳腺癌的风险是千分之一,且男性患乳腺癌的时间往往比女性晚 5 年,通常在 60~70 岁。③种族:研究显示,白种人乳腺癌发病水平最高,黑种人次之,黄种人的亚裔人群最低。④既往乳腺病变:不典型增生和小叶原位癌病变存在与乳腺癌风险增加有关。因此女性不典型增生或小叶原位癌病变需要得到积极的治疗。⑤遗传因素:20 世纪 90 年代中期发现了两种乳腺癌的易患基因,即第 17 号染色体上的 BRCA1 基因和第 13 号染色体上的 BRCA2 基因。这两个基因的功能均与 DNA 修复有关,各种突变可导致乳腺癌的发生。如果 BRCA1 基因发生突变,除了增加患卵巢癌、前列腺癌和结肠癌的风险外,人一生中患乳腺癌的风险约为 75%,而且通常在相对较早的年龄发病。BRCA2 基因突变在一生中患乳腺癌的风险约为 60%,同样发病年龄也相对较早。而且,其突变增加患卵巢癌的风险,男性患乳腺癌的风险也增加。中国人群数据显示,BRCA1 基因突变携带者乳腺癌发生风险在 79 岁前为 37.9%,BRCA2 基因突变携带者为 36.5%。其他的遗传性基因,如 p53 和 PTEN 基因的突变罕见,在受影响的人群中不仅易患乳腺癌,而且也易患其他癌症。⑥雌激素:多数乳腺癌细胞生长依赖雌激素。研究表明,女性一生中受雌激素影响时间越长,发病可能性越高。月经初潮早(12 岁以前),闭经晚(55 岁以后),没有分娩经历,没有母乳喂养经历等都会让女性受到更长时间、更高水平的雌激素影响。因此，暴露于雌激素的时间越长，乳腺癌患病风险越高。⑦放射暴露史：接受过放射，无论是儿童时期的放疗病史还是成年后的大量电离辐射经历，都会增加罹患乳腺癌的概率。

6. 生活习惯与乳腺癌密切相关

前面列举的很多是不可控制的因素，比如性别及雌激素暴露时间。以下列举的是可控制的生活习惯因素，是可以通过自我控制与改变的因素。比如，运动、肥胖、酒精摄入、咖啡因、大豆、外源性雌激素、维生素 D 缺乏和熬夜等。①运动：研究表明，10% 的乳腺癌由缺乏运动引起。与不运动的人群相比，体育锻炼可以降低 10%~20% 的乳腺癌患病风险。②肥胖：肥胖和代谢综合征受饮食的影响，饮食也被证明可影响患乳腺癌的风险，并可以部分解释东、西方国家发病率的差异。西方发达国家饮食中动物产品、脂肪和糖含量很高，这些物质的摄入会增加患乳腺癌的风险。③酒精：酒精摄入是乳腺癌的另一个危险因素。酒精会破坏叶酸的代谢和吸收，还会破坏新陈代谢而增加雌激素水平。研究表明，每天喝一杯酒会增加 7%~12% 的患病风险，且这种风险是剂量依赖性的，而不依赖于饮酒的类型。④咖啡因：咖啡因对乳腺癌风险的作用尚不清楚。有研究表明饮用咖啡与某些良性乳腺疾病有关，会进一步导致乳腺癌发生。然而，其他研究也提出咖啡因可能降低乳腺癌的风险。⑤大豆：大豆摄入量被认为可以降低乳腺癌风险。这就解释了亚洲国家乳腺癌发病率较低的原因，因为亚洲国家的大豆摄入量很高。⑥外源性雌激素：避孕药使用和激素替代治疗均会影响体内激素水平，是乳腺癌的风险因素之一。长期使用避孕药或滥用激素类食品、药物及化妆品，都可以增加乳腺癌的致病风险。⑦维生素 D 缺乏：研究表明维生素 D 可能有防癌作用，缺乏维生素 D 可能是乳腺癌的一个风险因素。对生活在高太阳辐射的女性来说，高日照可以降低 25%~65% 的乳腺癌风险。⑧熬夜：有研究发现，长期熬夜、上夜班的人群，患乳腺癌的风险较高。

7. 同样是乳腺癌,千人千面,各不相同

目前乳腺癌有两大主要的分型分类,一类是病理分型,另一类是分子分型。所谓病理分型,是在显微镜下观察肿瘤细胞学特征,判断其性质。病理分型通常可以把乳腺癌分为非浸润性癌、早期浸润性癌、浸润性癌等。非浸润性癌属于早期,包括常见的原位导管癌,通常预后很好。浸润性癌最常见,占所有乳腺癌的 70% 以上,又可以再细分为浸润性导管癌、浸润性小叶癌等,整体预后差一些。

分子分型是指对乳腺癌进行基因和蛋白水平检测,根据基因突变和蛋白表达的特性进行分类。乳腺癌的分子分型不止一种方法,最常见的是通过癌细胞是否表达雌激素受体(ER)、孕激素受体(PR)、人表皮生长因子受体 2(HER2)和增殖指数 Ki67 四种蛋白来分类。根据它们的阳性和阴性情况、表达的高低形成了不同的组合,分为不同的乳腺癌亚型。分别为:Luminal A、Luminal B(HER2 阴性)、Luminal B(HER2 阳性)、HER2 过表达型和三阴性乳腺癌。

8. 遗传性乳腺癌的防治

对于携带突变的易感基因者,预防性乳房切除术可以降低乳腺癌的死亡风险。对这一类人群,雌激素抑制、卵巢切除或雌激素受体拮抗剂也可降低乳腺癌的发生风险。在充分咨询患者后,需要对高危人群进行遗传分析。目前不主张对这类基因携带者采取预防性手术或卵巢切除术,而是需要与其充分沟通、讨论,并给予充分的心理支持。建议对这类人群制定分层管理模式。临床上有一个或多个亲属患有乳腺癌并不罕见,相关的个体应根据其家族史划分为低、中或高危组。对于中或高风险人群,其近亲或其他亲属在年轻时被诊断为乳腺癌,这类人群可以更早接受乳房 X 线检查和临床检查,甚至是乳腺 MRI 检查,从而能够更早发现病变。

9. 乳腺癌治疗的最好模式——多学科诊疗模式

目前乳腺癌的治疗已经发展为多学科合作的综合治疗模式,包

括局部的手术、放射治疗,也有化疗、内分泌和分子靶向等全身治疗。正确选择首次治疗是治疗癌症必须坚持的三大原则之一,乳腺癌的规范治疗至关重要。不同生物学特性的亚型其治疗效果及临床预后各有差异,为了达到较好的临床获益,医生应准确评估病情,检测相应的生物学指标,明确分型后采取分类治疗策略。治疗目的是使长瘤患者活得更长、活得更好。同一肿瘤长在不同人身上、同一肿瘤长在同一人身上的不同阶段均会对身体产生不同的损害,引起的结局不同,采取的措施也有差异,医生应综合考虑,采用多学科综合精准诊疗模式。

10. 乳腺癌的手术治疗

手术治疗是乳腺癌综合治疗中重要的组成部分,是最早应用于治疗乳腺癌的手段之一。近年来,乳腺癌手术治疗的发展趋势越来越多地考虑如何在保证疗效的基础上,降低外科治疗对患者生活质量的影响,目前乳腺癌的手术方式正朝着切除范围不断缩小、切除与外形修复的方向发展。对于无浸润的乳腺原位癌,手术治疗即可治愈;对于早期乳腺癌患者,优先选择保留乳房治疗,通过完整切除癌灶连同部分周围的乳腺组织,术后辅以乳腺放疗,即保乳手术+放疗,就能达到与全部乳房切除相同的效果,保乳手术兼顾了疗效和乳房美容效果,提高患者的生活质量;对于乳腺癌病变范围比较广泛或同时有多个乳腺癌病灶的早期乳腺癌患者,采用全部乳房切除,同时可利用自身其他部位的组织(如背部、腹部)或植入硅凝胶假体,进行乳房重建术,重新塑造一个新的乳房,在保证取得同样疗效的情况下,使乳房失而复得,再续美丽。

乳腺癌的淋巴转移大部分转移到同侧腋窝,腋窝淋巴结清扫术用于乳腺癌的分期、判断预后以及局部淋巴结转移的控制,但淋巴结清扫术是造成上肢水肿、疼痛及功能障碍的主要原因,对于腋窝淋巴结无转移的患者,淋巴结清扫并无作用,推荐行腋窝前哨淋巴结活检术,这些淋巴结是乳腺区域淋巴引流的第一站,通常是 1 个到几个前哨淋巴结。如果这些前哨淋巴结没有癌转移或仅有 ≤2 个转移,或只有微小转移,术后接受部分腋窝的放射治疗,上述情况均可免除腋窝淋巴结清扫术,从而减少术后上肢淋巴水肿等并发症的发生率。

11. 乳腺癌的化疗

乳腺癌是全身疾病的局部表现,这是已经被证明的事实,早期乳腺癌虽然被完整切除,但在手术之前,癌细胞就有可能已经通过其周围的微小血管和淋巴管播散到全身其他脏器,只是播散的微小转移灶尚未形成肿块,现有的诊断手段 PET-CT、CT、MRI、肿瘤标志物、分子检测等尚无法检出,成为术后复发转移的根源。这也就不难理解为什么一些(30%~40%)早期乳腺癌患者做完手术,若干年后甚至未来的几十年仍然会出现复发转移。化学药物治疗属于全身治疗,对于腋窝淋巴结有转移,三阴性乳腺癌,HER2 阳性乳腺癌,肿瘤大于 2cm,组织学 3 级,或存在全身播散的微小转移灶可能性大,日后复发转移风险高的早期乳腺癌"患者是必要的治疗,对降低复发转移、提高生存率起重要作用。化疗(以毒攻毒、敌我不分)有其特定适用人群、特定类型的乳腺癌,主要用于没有靶向治疗和内分泌治疗的情况。

12. 乳腺癌的放疗

放疗为局部治疗,通过放射线的照射,能够杀灭手术后残留在手术区域和区域淋巴引流的微小转移灶,减少局部肿瘤复发和区域淋巴结转移。对于骨肿瘤转移导致的疼痛,大脑转移导致的头疼、呕吐,放射治疗能迅速减轻疼痛和呕吐。对于保乳治疗,保乳手术 + 放疗是标配,疗效等同于全乳房切除术。

13. 瞄准乳腺癌的致命部位——分子靶向治疗

20%~30% 乳腺癌患者有 *HER-2* 基因改变,此类人群在没有靶向药物之前,复发转移及死亡率很高,分子靶向治疗使早期乳腺癌十年生存率提高,甚至带瘤生存更长,真正把乳腺癌变成"慢性疾病"。目前国内最常用的有曲妥珠单抗、帕妥珠单抗,还有拉帕替尼。但靶向药物并非"万能特效药",对没有驱动基因改变的乳腺癌,分子靶向药物不仅无效,而且会给患者带来一定的毒副作用,甚至延误病情、增加患者及家庭的经济负担等,对此类乳腺癌患者采用传统化疗、放疗或免疫治疗能带来一定的生存获益。

14. 打断乳腺癌的生命线——雌激素,乳腺癌的内分泌治疗

有 75% 左右的乳腺癌患者的 ER 和 / 或 PR 是阳性表达,此类患者是不幸中的万幸。因为通过药物对抗 ER、PR,或减少体内雌激素便可以抑制、杀灭体内的癌细胞,起到减少肿瘤复发转移,提高生存时间的作用。内分泌治疗的药物温和,副作用少,通常需要 5 年甚至 10 年时间。传统的乳腺癌内分泌治疗药物有 3 种:①选择性雌激素受体调节剂(SERMs):如他莫昔芬或托瑞米芬,这类药物可与雌激素竞争性结合雌激素受体从而抑制其功能,主要用于绝经前后女性 HR+ 型乳腺癌的内分泌治疗。②非甾体类芳香化酶抑制剂(NSAI):如来曲唑、阿那曲唑、依西美坦,这类药物通过抑制组织内芳香化酶的活性从而阻止雌激素合成,减少雌激素的生成,主要用于绝经后女性 HR+ 型乳腺癌的内分泌治疗。③选择性雌激素受体下调剂(SERDs):如氟维司群,通过下调雌激素受体并减少其作用,主要用于绝经后女性 HR+ 型乳腺癌的内分泌治疗。

15. 更好地识别并杀死乳腺癌——免疫治疗

近年发现,免疫检查点(PD-1/PD-L1)是免疫系统里一些抑制性的信号通路,相当于汽车的刹车系统,主要调节免疫反应,避免自身组织损伤和保持对自身抗原的耐受。肿瘤会利用这些抑制信号通路抑制 T 细胞活性,使其不能对肿瘤细胞进行免疫攻击而致肿瘤疯狂生长。药物主要针对免疫 T 细胞激活过程中的关键免疫检查点 PD-1/PD-L1,一旦作用就相当于松刹车,调动并激活体内 T 免疫细胞,发挥其抗击肿瘤作用。针对 PD-1/PD-L1 药物研发成功,2013 年被科学杂志评为癌症治疗突破性进展,2018 年日本和美国两位研究

此免疫通路的科学家获得诺贝尔奖。针对此通路的单克隆抗体开发成功，尤其是国产药物的上市，价格亲民，使更多合适的患者能够用得上药，适用于晚期三阴性乳腺癌患者，疗效良好。

16. 乳腺癌术后患者注意事项

（1）按时、规律随访：治疗后的随访非常重要。随访不仅能帮助医生了解疗效，还能及时发现复发转移。因此，患者一定要根据医生的建议，规律进行随访复查。乳腺癌患者随访检查包括：①影像学检查：保乳术后患者可定期查钼靶、乳腺 B 超、乳腺 MRI 等；②抽血检查：包括血常规、生化及肿瘤标志物等。

（2）保持健康体重：①乳腺癌患者在治疗结束后通过合理的膳食和运动，建议将体重控制在正常范围（BMI：18.5~23.9kg/m^2）。②对于超重和肥胖的乳腺癌患者，推荐降低膳食能量摄入，并接受个体化的运动减重指导。③对于营养不良或体重过轻的患者，建议由营养师进行评估，改善营养状态；进行一定强度的体力活动可以帮助改善身体机能和增加体重，但应避免高强度剧烈运动。

（3）规律活动：乳腺癌患者应避免静坐生活方式，尽快恢复日常体力活动，18~64 岁的成年乳腺癌患者，每周坚持至少 150 分钟的中等强度运动（大致为每周 5 次，每次 30 分钟）或 75 分钟的高强度有氧运动，力量性训练（大肌群抗阻运动）每周至少 2 次。锻炼时以 10 分钟为 1 组，最好保证每天进行锻炼。65 岁以上的老年乳腺癌患者应尽量按照以上推荐进行锻炼，如果合并行动受限的慢性疾病，则根据医生指导适当调整运动时间与运动强度，但应避免长时间处于不运动状态。

（4）合理营养和膳食：研究表明，膳食机构和食物选择与乳腺癌患者的疾病进展、复发风险、总体生存率有关。选择富含蔬菜水果、全谷物、禽肉和鱼的膳食结构，减少富含精制谷物、红肉和加工肉、甜点、高脂奶类制品和油炸薯类食品，可以降低乳腺癌死亡率。

食物摄入与生活方式有协同作用，每摄入 5 份蔬菜水果（每份相当于 150 克）、每周有 6 天坚持步行 30 分钟以上的乳腺癌患者生存率高,而其中单独一项并没有明显的提高生存率的作用。可以参考《中国居民膳食指南(2022)》合理安排饮食。豆类制品富含大豆异黄酮,具有类雌激素作用,可降低人体血液雌激素水平,具有预防乳腺癌的作用。

(5)谨慎使用保健品:乳腺癌患者应尽量从饮食中获取必要的营养素,在临床表现或生化指标提示营养素缺乏时,才需要考虑服用营养素补充剂。当患者无法从食物中摄取足够的营养素,摄入量仅为推荐量的 2/3 时,可以考虑服用营养素补充剂,此类营养素补充应在营养师指导下使用。

(6)戒烟戒酒:吸烟和饮酒会增加乳腺癌的复发风险。因此,乳腺癌患者应戒烟戒酒。

17. 术后如何恢复肩关节的活动

肩关节指上肢与躯干连接的部分,包括臂上部、腋窝、胸前区及肩胛骨所在的背部区域,由肩胛骨关节盂和肱骨头构成,属球窝关节,是上肢最大、最灵活的关节。与手术有关的肩关节损伤主要表现为肩关节僵硬、无力、自理能力下降。术后功能锻炼很关键:①术后当天适当抬高患肢,活动手指和腕部,做伸指、握拳、屈腕等锻炼。②术后第 1 天进行上肢肌肉等长收缩,患侧上肢进行屈肘、伸臂等锻炼。③术后第 4~7 天增加肩关节周围肌群活动,可以进行患手摸对侧耳、同侧耳及对侧肩的运动。④术后 1 周当皮瓣基本愈合后以肩部为中心,前后摆臂,做肩关节运动。锻炼要循序渐进,量力而行,同时锻炼时间不应少于半年,尤其是手术后 3 个月以内。

18. 术后上肢淋巴水肿预防

乳腺癌患者接受腋窝淋巴结手术时会对淋巴管和淋巴结的正常循环造成影响,引起术后相关的淋巴水肿。淋巴水肿往往有一个渐进的过程,起始阶段发展缓慢,随着时间的推移会趋于进展和加重。淋巴水肿症状为:①轻者出现患肢水肿;②严重者会导致水肿反复感染,严重影响生活质量。当出现一段时间的轻度水肿症状后,中度至重度水肿出现的风险会变得更大。为减少淋巴水肿的发生,降低淋巴水肿发生的风险,避免手术对淋巴通路的损伤并掌握适当的预防措施十分必要:①避免患肢剧烈锻炼和过度用力;②保持术侧皮肤清洁;③避免术后患侧肢体感染、损伤;④避免患侧上肢长时间处于下垂位置和负重;⑤患侧不做有创操作,避免蚊虫叮咬。

19. 义乳或假体的佩戴

戴假乳可减少因不相称姿势而导致的颈痛及肩臂疼痛、纠正斜肩、保持平稳、预防颈椎倾斜、恢复良好体态,并能增加自信心。出院时暂佩戴无重量的义乳,治愈后可佩戴有重量的义乳,避免衣着过度紧身。根治后 3 个月可行乳房再造术,但有肿瘤转移或乳腺炎者,严禁假体植入。

20. 心理影响与支持

乳腺癌的诊断对患者及其家庭有着深远的影响。患者正在接受的治疗可能严重影响身体形象和其总体健康。同时,患者对诊断和治疗也有许多正确和不正确的先入之见。因此,很容易出现抑郁和焦虑等情绪问题,尤其是在诊断的第一年。

国内外研究显示,心理健康有利于患者提高免疫力,适量运动、音乐放松训练、参加病友会等患者组织、抗癌科普讲座,以及多与家人、朋友、病友、医务人员及社会志愿者等多交流沟通,都可以帮助患者缓解不良的心理状态。但如果出现较严重的焦虑、抑郁情绪,应及时就诊,寻求专业的指导。

第三节 乳腺癌筛查

爱护乳房,做好自我维护和定期检查。乳腺癌的自我检查可以发现部分早期乳腺癌,推荐每个月一次自我检查。方法主要是一看、二摸。女性平时睡觉前，或洗澡时应多多关注自己的乳房情况。观察乳腺的外形，观察乳头有没有异常分泌物，乳房的大小、形状有没有异常改变，乳房的皮肤有没有异常改变，乳房内有没有硬块出现。平躺在床上，抬起待检侧胳膊，用另一侧的食指、无名指和中指，在乳房区域小幅度地上下、内外触摸，看有没有肿块存在。

发现乳腺异常应及时到医院专科检查。常规检查包括临床和影像检查，对于乳头溢液患者还需要行乳管镜检查，部分病变甚至需要病理活检进一步评估。影像学检查包括乳房 X 线摄影（一般 35 岁或以上），对于所有可触及肿物或明显影像学异常建议采用超声检查（任何年龄）。结合乳腺超声和乳腺 X 线摄影诊断乳腺癌的准确性可达到 90% 左右。对乳腺疾病的评估是基于临床检查、影像学检查和组织活检三联评估的原则，这样可以达到几乎 100% 的准确率，并可根据组织学特征或开展免疫组织化学检验进行乳腺癌组织学分型和分级。

原则上女性应从 20 岁起每月进行乳腺自查。有乳腺癌高危因素（如乳腺癌家族史、未育或 35 岁以上初产妇、月经初潮 ≤ 12 岁或行经 ≥ 42 年等）的女性从 35 岁起、其他女性从 40 岁起，应定期接受乳腺 B 超联合钼靶的筛查。45 岁以上女性可每两年进行一次钼靶筛查（对于部分致密型乳腺，结合超声仍有必要），以便早期发现乳腺癌。同时，健康的生活方式，良好的饮食习惯，定期自查、检查和筛查也很关键。

1. 乳腺超声检查的意义

乳腺超声检查在乳腺疾病的早期诊断中起着非常关键的作用，可以清晰地显示乳腺组织的层次结构、判断乳腺组织状态，了解乳腺内有无出现异常结节、肿物等，如若出现乳腺结节或肿物，乳腺超声能够清晰地显示其内部结构，观察其与周围组织关系，测量大小、观察形态与边缘情况、评估内部血流状态等。乳腺彩超因受检者无需特殊准备，常常用于体检、基层乳腺癌筛查和临床检查，是早期乳腺癌筛查的重要影像学检查手段，具有较高的灵敏度及准确性。

2. 什么是乳腺结节

乳腺结节目前没有明确的定义,一般而言,临床可扪及的乳腺肿物称为乳腺肿块,反之,临床不可扪及而通过影像学发现的乳腺肿物称为乳腺结节,结节和肿块可以是同一疾病的不同发展阶段,临床上乳腺结节较为常见。

许多女性在接受乳腺彩超检查后被查出患有乳腺结节都担心不已,不知道什么是乳腺结节,乳腺结节是好是坏,自己需不需要进行后续检查。乳腺结节指乳腺内部的小肿块,常见于乳腺囊肿、增生结节、乳腺炎及乳腺肿瘤性疾病,包括乳腺良性肿瘤(如乳腺纤维瘤)和乳腺恶性肿瘤(乳腺癌)。

3. 如何评定乳腺结节的良恶性

通过分析大量乳腺癌患者的临床数据,研究乳腺结节超声表现及其良恶性的相关性,美国放射学会提出乳腺影像报告和数据系统(BI-RADS 分类)作为乳腺结节良恶性的评判标准。BI-RADS 分类的具体内容及处理方式见表 2。

表2　BI-RADS 分类

分类	解释	处理方式
0 类	影像学评估不完全,需要进一步评估	建议结合临床查体或其他影像学检查
1 类	阴性	未发现异常病变,即正常乳腺
2 类	良性改变	建议定期复查(每年 1 次)
3 类	良性疾病可能性大(2% 概率恶性)	建议每 3~6 个月定期复查
4a 类	低度可疑恶性(3%~30% 概率恶性)	建议穿刺活检,结果良性建议每 3~6 个月定期复查
4b 类	中度可疑恶性(31%~60% 概率恶性)	建议穿刺活检

分类	解释	处理方式
4c 类	中 - 高度可疑恶性(61%~94% 概率恶性)	建议穿刺活检
5 类	高度可疑恶性(恶性概率>95%)	需要穿刺活检或手术切除活检
6 类	已活检证实为恶性	手术治疗

4. 如何解读乳腺彩超报告

大多数情况下,乳腺报告 3 类以下的小结节不影响日常生活,定期随访即可,但如果是 4 类以上的结节,分类越高,恶性风险越大,可能需要进行穿刺活检明确性质,甚至需要外科手术治疗。

5. 乳腺癌的超声表现如何

乳腺癌结节典型表现为形态不规则、纵横比>1、边界不清、边缘成角或蟹足、内部回声不均匀、出现微小钙化灶、后方回声明显衰减、内部出现穿支血流等。一旦出现上述其中一项表现,则应结合病史及检查结果,判断结节的良恶性,上述典型表现出现越多,恶性可能性越大。同时,建议行乳腺结节穿刺活检术,明确结节病理性质,若结果为良性,建议每 3~6 个月定期复查;若结果为恶性,则应尽快进行相关检查,尽早手术治疗。

(吴俊东　陈 哲　杜俊彬　翟玉霞)

第七章 常见的妇科肿瘤标志物

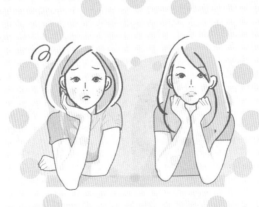

1. 什么是肿瘤标志物

随着人们文化水平不断提高,对于自身健康状况逐渐重视,定期体检逐渐成为一种常规,对肿瘤的筛查也更加积极。很多人可能听说过,抽血可以查肿瘤标志物,从而了解有没有患癌症,有些人把抽血的项目叫"癌指标",也有人叫"癌细胞"等,为了让大家对肿瘤标志物到底是什么有个统一的认识,我们首先一起了解下什么是肿瘤标志物。肿瘤标志物,通俗来说,就像是肿瘤细胞在身体里打仗,无论输赢总会留下痕迹,这些痕迹在正常人身体中一般没有,或含量极少,可以在血液里,也可以在唾液、汗液、尿液、粪便等,因此肿瘤标志物和癌症有密切的联系。

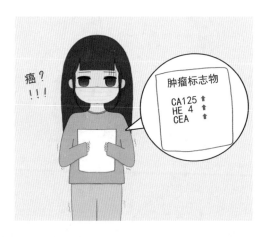

肿瘤标志物有什么作用呢?首先,它可以提示患某些早期肿瘤的可能,有警示作用;其次,可以协助医生进一步确诊是否患有相关肿瘤;此外还能判断疾病的治疗效果,监测有没有复发,预测患者病情。

2. 肿瘤标志物多高算高

这个问题说简单也简单,检验单上都会标注正常参考范围,只要是超出正常范围的上限就是升高了,而这个正常参考范围不同医院因为各种原因可能会有些许的差别,这个不用担心,每家医院的报告单上也都会有一个向上的小箭头来提示大家。一个大致的原则是,升高得越多,意义越大,比如升高好几倍、十多倍、几十倍,就需要格外警惕。如果只是升高一点点,可以在医生指导下,每1~2个月定期复查肿瘤标志物,必要时联合其他相关辅助检查,并进行动态观察。

什么原因会导致肿瘤标志物升高?顾名思义,肿瘤当然是最重要的原因。恶性肿瘤可能引起肿瘤标志物升高;而良性肿瘤也可以引起肿瘤标志物升高,此外还有很多其他原因可能引起肿瘤标志物升高,比如炎症、息肉等。一般来说,肿瘤标志物的明显升高提示恶性肿瘤可能性较大,但部分妇科良性疾病比较特殊,比如子宫腺肌病、子宫内膜异位症、盆腔炎等,有时也可引起 CA125 的明显升高。同时,癌症造成的肿瘤标志物数值会逐渐升高,所以,如果多次复查结果一次比一次高,要特别警惕,及时就医。如果多次复查,结果大致保持稳定,允许小幅度上下波动,或肿瘤标志物数值逐渐下降,那通常表示不是癌症引起的,也就是说这个指标与癌症没有直接关系。

3. 肿瘤标志物不升高就意味着没事吗

看完前面的内容,大家应该明白,肿瘤标志物升高也不意味着一定得了肿瘤,也有可能是其他原因,比如炎症等情况。那是不是不升高就意味着没事呢?当然不是!因为并不是所有的恶性肿瘤细胞都会产生肿瘤标志物,它仅仅是参考指标之一。

因此,肿瘤标志物升高不一定是患了肿瘤,患了肿瘤也不一定会有肿瘤标志物升高。有的人会问,那我查肿瘤标志物有什么用?这里需要说明的是,不能单纯根据肿瘤标志物的结果来判断是否得了癌症,如果真这样的话,查癌症就太简单了,抽个血、验一验肿瘤标志物就可以了,这也正是很多人去检查肿瘤标志物的初衷,但很遗憾,如果带着这个目的去体检,有时反而平添烦恼。其实,生活习惯良好的健康人一般可选择性地进行肿瘤标志物检查。常规筛查更多适用于有基础疾病、不良生活习惯、家族遗传病史的人或治疗中的肿瘤患者等。

4. 妇科肿瘤常见的肿瘤标志物有哪些

由于人体不同脏器的细胞来源和属性不同,所形成的肿瘤标志物也不尽相同。就像不同国家不同种族的人有属于自己的肤色特点一样,不同来源的肿瘤标志物当然也有自己的独特标签。目前用于妇科肿瘤筛查的肿瘤标志物有哪些呢?

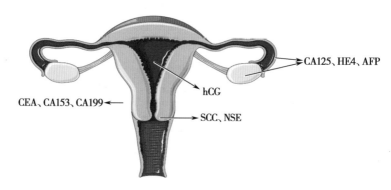

常见女性肿瘤标志物

（1）糖类抗原 125（CA125）：一种与上皮性输卵管卵巢恶性肿瘤高度相关的肿瘤标志物。80% 的卵巢上皮性癌患者 CA125 水平高于正常值,且数值高低与病情缓解或恶化同步,可用于术前综合评估、化疗效果评估、定期随访监测等。其敏感性高,尤其对浆液性腺癌更具特异性。复发时,CA125 的升高可先于临床症状或影像学出现实体肿块之前;各种恶性肿瘤引起的腹腔积极、胸腔积液中也可见 CA125 升高。因此,CA125 是最重要的妇科肿瘤标志物之一。值得注意的是,血清 CA125 对于中晚期卵巢癌的诊断效果较好,但对于早期卵巢癌的诊断效果不佳。同时,CA125 的特异性较差,当发生宫颈癌、乳腺癌、胰腺癌、胃癌、肺癌、结直肠癌时也会不同程度地升高。某些妇科良性疾病,如子宫内膜异位症、子宫肌瘤、子宫腺肌病、盆腔炎、卵巢囊肿等,以及月经期均可出现不同程度升高。因此 CA125 的检测不宜在月经期或孕期进行,如发现升高,应先排除生理性因素后复查。参考范围为 0~35U/ml。

(2)人附睾蛋白 4(HE4):一种新型的肿瘤标志物,继 CA125 之后被高度认可用于上皮性卵巢癌的评估。HE4 在正常卵巢表面上皮是不表达的,而在浆液性卵巢癌、子宫内膜样癌中明显高表达。现有肿瘤标志物中,HE4 作为单一肿瘤标志物对卵巢癌的检出最为灵敏,灵敏度高于 CA125。目前多联合 CA125 共同检测卵巢癌的发生、疗效以及复发情况。参考范围:中国表观健康人群总体参考值为 105.10pmol/L,绝经前、绝经后女性 HE4 水平的参考值分别为 68.96pmol/L、114.90pmol/L,绝经后水平显著升高,同时,在年龄较大(>70 岁)的人群中,HE4 值升高是正常现象。

(3)鳞状细胞癌抗原(SCC):一种特异性很好而且是最早用于鳞癌诊断的肿瘤标志物,但灵敏度较低。SCC 在宫颈鳞癌、外阴鳞癌中有较高的表达,并与病情的进展有关,83% 的宫颈癌可见血清 SCC 水平的升高。血清 SCC 浓度与宫颈鳞状细胞癌的期别、肿瘤大小、肿瘤术后是否有残留、肿瘤复发和进展等相关,可用于宫颈癌的疗效评估、随访和复发监测。另外,SCC 在肺鳞癌、胃癌等恶性肿瘤中也可能升高。因此,针对宫颈 HPV、TCT 筛查正常但 SCC 升高的患者,建议进行胸部 CT 检查排除肺部病变。参考范围为 0~1.5ng/ml。

(4)神经元特异性烯醇化酶(NSE):监测小细胞肺癌的首选肿瘤标志物,但在妇科肿瘤中,一般作为神经内分泌来源的肿瘤标志物之一,比如特殊病理类型的宫颈小细胞癌等,因此发现 NSE 升高同样需鉴别肺部病变可能。参考范围为 0~16.3ng/ml。

(5)甲胎蛋白(AFP):在妇科肿瘤中,血清 AFP 升高多见于生殖系胚胎源性肿瘤,如卵黄囊瘤、恶性畸胎瘤等,此类肿瘤多见于青少年,常表现为盆腔巨大囊实性包块,一旦发现需要立刻手术减轻肿瘤负荷,并辅以化疗。另外,AFP 升高可见于原发性肝癌、肝病患者和孕妇。因此,如果妇科 B 超等影像学检查没有阳性发现的患者,建议至消化科就诊,排除肝脏病变可能。参考范围为 0~20ng/ml。

(6)癌胚抗原(CEA):可用于宫颈癌早期筛查,但特异性较差,需结合其他标志物。CEA 升高一般见于卵巢黏液性囊腺瘤、宫颈黏液性腺癌、肺癌、结直肠癌及其他多种恶性肿瘤,也可见于老年人和某些非肿瘤性疾病如肠道良性疾病等,70%~90% 的结肠腺癌患者 CEA 明显升高。CEA 单一水平升高难以诊断恶性肿瘤。CEA 在正常成人的血液中很难测出,参考范围为 0~5μg/L。

(7)糖类抗原 153(CA153):乳腺癌最重要的特异性标志物,是乳腺癌患者诊断和监测术后复发、观察疗效的最佳指标之一。卵巢癌、子宫颈癌、卵巢非恶性肿瘤性疾病中,CA153 阳性率一般<10%。参考范围为 0~28U/ml。

(8)糖类抗原 199(CA199):胰腺癌、胃癌、结直肠癌、胆囊癌的相关标志物,是至今报道对胰腺癌敏感性最高的标志物。CA199 在卵巢癌、乳腺癌等恶性肿瘤中的阳性率较低,在卵巢黏液性腺癌和子宫内膜癌中可能升高。CA199 可监测肿瘤复发与判断预后,但特异性欠佳。CA199 与 AFP、CEA 联合检查,有助于提高胃肠道肿瘤的诊断效率。CA199 明显升高时,首先应考虑肿瘤性病变,但应注意排除如盆腔炎、子宫内膜异位症等良性病变。参考范围为 0~25U/ml。

(9)人绒毛膜促性腺激素(hCG):hCG 一般于怀孕后 4 周开始上升,6~8 周到达顶峰值。hCG 上升,除了正常妊娠,还可能是异位妊娠(俗称宫外孕)、产后胎盘残留、分泌 hCG 的肿瘤(生殖细胞肿瘤、垂体肿瘤等)、妊娠滋养细胞疾病(葡萄胎、侵袭性葡萄胎、绒癌等)。因此,临床上常用于妊娠以及葡萄胎、绒癌等妊娠滋养细胞疾病的筛查。参考范围为 0~10μg/L。

此外,还有一些较少使用的肿瘤标志物用于妇科肿瘤筛查,此处不具体介绍了。最后再强调的是,肿瘤标志物的检测结果仅用于参考,疾病的诊断还需要结合影像学或病理学检查。肿瘤标志物检测阳性不一定就是肿瘤,而仅仅是一种提示和信号,许多其他疾病也会引起指标的异常;当然,肿瘤标志物检测阴性也不能确定就安然无恙。如果检查发现肿瘤标志物异常,不要漫无目的地到处搜索信息,自我徒增烦恼,而应该去正规医院找专科医生就诊,医生全面评估后有针对性地安排检查,有效筛查肿瘤标志物,从而理性评估自己的身体健康!

（吴　卿　李从铸）

第八章　发现女性肿瘤的透视眼
——超声检查

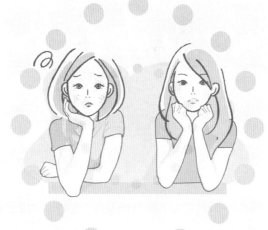

第一节 您了解什么是超声检查吗

1. 什么是超声检查

超声检查是通过超声仪器探头发射超声波后,声波经人体各组织器官发生不同程度的衰减和反射,从而在显示屏上呈现出人体内部结构的一项影像学检查手段。超声检查具有安全、无创、便捷、高效等优点。

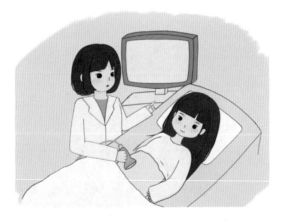

超声医学,以超声医学工程学和人体解剖学、病理学等形态学为基础,与临床医学紧密结合,可实时、无创地获得活体组织、器官的断层图像,达到诊断疾病的目的。介入性超声和高强度聚焦超声的问世,使超声医学从诊断疾病进入对肿瘤等疾病进行治疗的全新领域,主要用途有:①形态学检测,可得到组织、器官的断层图像,进行定位、定性判断;②功能学检测,可根据组织器官的形态学、运动状态和血流动力学检测,判断其功能变化;③组织特性检测,通过超声组织

定征、弹性成像、声衰减、声阻抗等方法,行组织特性分析,如组织硬度判断等;④介入性超声检测,在超声引导下进行诊断和诊疗,如穿刺活检、囊肿硬化、肿瘤热消融治疗等。

2. 超声医学在妇科领域中的应用

超声检查是女性肿瘤(包括乳腺、子宫、卵巢肿瘤)的首选影像检查方法,尤其在子宫肌瘤、子宫内膜异位症、宫腔占位、滋养细胞肿瘤和卵巢肿瘤等妇科疾病的早期诊断和鉴别中,有着不可替代的地位。超声科医生不仅可以动态、多方位观察病灶形态、病灶成分、病灶与周围组织的分界情况等,还可以进一步利用彩色多普勒和频谱多普勒技术评估病灶的血供情况,并测得血流速度和阻力指数,以此来鉴别病灶的良恶性。介入性超声通过穿刺活检、囊肿硬化、热消融治疗等达到诊断和治疗疾病的目的。

3. 妇科超声检查方式和准备

目前妇科超声检查方式主要有三种,分别是经腹妇科超声检查、经阴道妇科超声检查和经直肠妇科超声检查,三种检查方式各有优势。

(1)经腹妇科超声检查:适用于所有女性,前提条件是受检查者需要膀胱充盈,也就是俗话说的"憋尿"。通过充盈的膀胱可以观察子宫和双侧附件情况。但此检查方式易受腹部脂肪层厚度和瘢痕影响,导致图像清晰度下降。

(2)经阴道妇科超声检查:适用于有性生活史的女性,无需膀胱充盈。此检查方式可以观察到宫腔和卵巢内更细微的病灶,但观察视野较局限,检查者难以评估子宫和卵巢与盆腔乃至与腹腔的联系。

(3)经直肠妇科超声检查:适用于没有性生活史的女性,前提条件是受检者需要排空小便,并且做好清洁肠道准备。此检查方式对于未婚月经不调及多囊卵巢患者效果极佳。

4. 定期妇科超声检查

妇科恶性肿瘤晚期易转移,进而危及生命,定期的妇科超声检查有利于早期发现病灶。超声检查通过早诊断、早治疗，可为广大女性提供良好的健康保障。

第二节　五花八门的卵巢肿瘤超声特点

1. 超声如何区分卵巢肿瘤的良恶性

有的女性在子宫附件彩超检查后被检查出卵巢肿瘤，看到"肿瘤"二字会十分担心，那么超声科医生是如何判定卵巢肿瘤的良恶性呢？一般良性的卵巢肿瘤形态规则，边界清晰，肿瘤周边血流信号一般不丰富也就是血供较少。恶性肿瘤则与良性肿瘤长势相反，形态呈现为不规则，边界不清晰，壁厚而不均，包膜不完整，肿块内部及周边的血供较良性肿瘤明显丰富。

2. 如何鉴别卵巢浆液性及黏液性肿瘤

良性的卵巢浆液性或黏液性囊腺瘤超声表现均为囊性包块，二者区别在于囊壁的厚薄与囊腔里面的透声是否良好，及其分隔的多少。两者都是良性的，形态规则，表面光滑，血流也不丰富。

恶性的卵巢浆液性癌和黏液性癌超声表现为多房性囊实性混合回声肿块，囊壁及分隔形态不规则或厚薄不均，内部回声多样，呈不均匀，囊壁或隔上较大不规则乳头状向腔内突起，血供丰富。

同是浆液性和黏液性，但良恶性肿瘤的超声表现截然相反，超声借此进行良恶性鉴别。

3. 卵巢生殖细胞肿瘤超声表现多种多样

（1）良性畸胎瘤：超声表现多样，特征性表现与其成分密切相关，肿物形态规则，表面光滑，皮脂部分表现为密集细点状中强回声；有时可见到脂 - 液分层；毛发多表现为短线状回声或无回声区内团块状强回声；瘤内有时可见牙齿或骨骼的灶状强回声，后方伴声影；肿瘤一般无血流信号。

（2）恶性畸胎瘤：声像图缺乏特异性，常为囊实性包块，无回声区可见呈"云雾样"或"破絮样"实性中等回声，有时可见伴声影的团状强回声即钙化，肿瘤内实性区域可显示血流信号，可见低阻力血流。

（3）卵巢无性细胞瘤：超声表现为单侧多见，肿瘤呈类圆形或分叶状，体积多较大，以低回声为主的实性占位病变，部分肿瘤内部回声不均，可合并小无回声区、钙化灶，肿瘤边界清晰，血供相对丰富，部分呈树枝状分布，频谱多普勒呈低阻血流。

（4）卵巢内胚窦瘤：超声表现为单侧多见，体积较大，多为中低回声为主的囊实性包块，血流信号较丰富，血流阻力很低。

4. 卵巢性索间质肿瘤的不同类型

（1）卵巢颗粒细胞瘤：超声表现多样，由于肿瘤有产生雌激素的功能，常合并子宫内膜增厚，子宫增大，肌层血流信号增加，肿块内实性成分见丰富血流信号。

（2）卵泡膜细胞瘤：超声表现为内部多为低回声实性肿块，无衰减，肿瘤内部血流一般不丰富。合并内分泌功能改变，如功能性子宫出血等。

（3）卵巢纤维瘤：超声表现为内部呈低回声，伴栏栅状，后方回声衰减，肿物血流信号稀少，肿物较大时可合并胸腔积液或腹腔积液。

第三节　解析不同部位子宫肌瘤

1. 子宫肌瘤的超声表现有哪些

子宫肌瘤可分为单发子宫肌瘤和多发子宫肌瘤。小的子宫肌瘤超声常表现为子宫肌层内低回声的类圆形结节,边界清晰,内部回声较均匀,彩色多普勒显示小肌瘤常无明显血流信号。子宫大肌瘤、多发肌瘤常使子宫增大,形态失常,彩色多普勒显示较大肌瘤周边可见点条状血流信号。

2. 子宫肌瘤的类型

根据子宫肌瘤的生长部位不同,分为肌壁间肌瘤、浆膜下肌瘤和黏膜下肌瘤。

(1)肌壁间肌瘤:常表现为子宫肌层内的低回声类圆形结节。

(2)浆膜下肌瘤:表现为向子宫外突出的结节,典型者可见一蒂与子宫肌层相连。

(3)黏膜下肌瘤:表现为低回声结节突向宫腔内,使局部高回声的宫腔线分离,子宫内膜变形或缺损,带蒂或位置较低的黏膜下肌瘤可突入宫颈内。黏膜下肌瘤往往临床症状最明显,表现为月经量增多、月经紊乱和白带增多等。

3. 如何区分子宫肌瘤和子宫腺肌瘤

单发肌壁间肌瘤容易与妇科常见的子宫腺肌病,特别是局灶性子宫腺肌病(也就是子宫腺肌瘤)相混淆。子宫腺肌瘤与正常肌层分界不清,没有子宫肌瘤典型的假包膜征,彩色多普勒显示病灶内部血流更为丰富,且呈散在分布,与子宫肌瘤不同。

第四节 少见的子宫肉瘤

1. 什么是子宫肉瘤

子宫肉瘤是一种恶性程度较高的肿瘤,不止在超声上,在临床上也很容易被误诊,有时子宫肉瘤与较大的单发子宫肌瘤、子宫腺肌病不易鉴别。根据不同组织来源,子宫肉瘤可分为平滑肌肉瘤、内膜间质肉瘤、恶性米勒管混合瘤等。

2. 子宫肉瘤的超声表现

不同组织学分型的子宫肉瘤超声表现也各不相同。超声上典型的肉瘤表现为独立的巨大实体肿瘤伴有不均质的内部回声,有的伴有囊性变或钙化。肿瘤内丰富的血流信号和极低阻力血流频谱特征是肉瘤的重要表现。

当盆腔多普勒彩色超声提示巨大子宫肿瘤,呈实质性,边界不清,伴或不伴有囊性变的不均匀回声结构,血流信号丰富,且呈低阻力,多可判定为恶性肿瘤,但肿瘤良恶性的确诊和具体的组织学分型仍以病理学活检为准。

第五节 "恼人"的子宫内膜病变

1. 子宫内膜病变主要包括哪些疾病

子宫内膜病变主要包括子宫内膜癌、子宫内膜息肉及子宫内膜增生等。

2. 子宫内膜癌的超声表现

子宫内膜癌早期,子宫体积稍增大或正常,癌组织局限于子宫内膜,内膜稍增厚,回声均匀,子宫内膜与子宫肌层分界清。

子宫内膜癌中晚期,子宫增大,内膜不规则增厚,内部回声不均匀。依据癌组织有无子宫肌层浸润及浸润的程度,内膜与肌层间界限可清晰或不清晰,无肌层浸润时,肌层回声无明显改变,病灶侵蚀肌层后,肌层回声不均。

彩色多普勒表现为肿瘤内部或周边可见彩色血流信号,呈中低阻力,部分病灶区血管扩张、分布紊乱。

3. 子宫内膜息肉的超声表现

子宫稍增大或体积正常,宫腔线消失或变形,宫腔内见中 - 高回声结构,可为单个或多个,大小差别很大,小者数毫米,大者数厘米,常呈舌形、带形或椭圆形,结节边界清晰。

彩色多普勒表现为在较大的息肉蒂部可探及点状或短条状血流信号,呈中等阻力的动脉血流或低速静脉血流信号。

第六节 警惕"葡萄胎",超声来判断

1. 什么是"葡萄胎"

葡萄胎是妊娠滋养细胞疾病的一种,除了葡萄胎,妊娠滋养细胞疾病还包括侵袭性葡萄胎、绒毛膜癌及胎盘部位滋养细胞肿瘤。良性葡萄胎又分为完全性葡萄胎和部分性葡萄胎。

2. 完全性及部分性葡萄胎的超声表现

(1)完全性葡萄胎:表现为子宫体积增大,大于相对应孕周,肌层较薄,宫腔内无孕囊或胎儿。宫腔内充满密集的液性暗区,大小不一,直径从数毫米至数厘米不等,呈"蜂窝状"或"雪花状",与子宫肌层分界清晰。怀孕初期,因为液性暗区太小,难以分辨,有时会造成漏诊,随着孕周增加,液性暗区增大,使诊断变得更加准确。部分病例的双侧卵巢内可见多个囊状液性暗区,大小不一,包膜清晰、菲薄,这是卵巢黄素化囊肿的表现。

(2)部分性葡萄胎:表现为子宫体积增大,与孕周相符或小于相对应孕周,宫腔内可见胎儿,此时胎儿可能存活或死亡,存活胎儿多有畸形或生长受限。胎盘增大,一部分胎盘内可见大小不等的液性

暗区,呈"水泡样""蜂窝状",另一部分胎盘为正常胎盘结构,异常胎盘与正常胎盘分界清晰。彩超下子宫肌壁内血流信号比非孕期丰富,宫腔内液性暗区通常无彩色血流信号显示。

3. 妊娠滋养细胞肿瘤的超声表现

侵蚀性葡萄胎与绒毛膜癌的超声表现较为相似,表现为子宫体积增大,形态不规则,子宫肌层回声杂乱、不均匀,宫腔或肌层内可见单个或多个不均质回声肿块,呈"蜂窝状",其内可见因出血、坏死而形成的囊状结构,肿块边界不清且无包膜,可由肌层向子宫浆膜层侵蚀。

侵蚀性葡萄胎和绒毛膜癌在彩超上具有特征性表现。因为肿瘤的血供丰富,彩超下可以看到肿块区有丰富的五彩斑斓的血流信号,其中没有彩色血流信号的区域是出血坏死区。由于肿瘤可以破坏血管,导致动脉和静脉异常吻合,形成动静脉瘘,所以测量血流时可以记录到典型的高流速、低阻力的频谱。双侧卵巢也可伴有黄素化囊肿,表现同前所述。

4. 胎盘部位滋养细胞肿瘤的诊断

胎盘部位滋养细胞肿瘤属于较为罕见的妊娠滋养细胞肿瘤,其超声表现与其他妊娠滋养细胞肿瘤相似,可见子宫肌层回声异常,宫腔或肌层内有不均质回声肿块,并有丰富的血流信号。胎盘部位滋养细胞肿瘤的超声表现变化较多,缺乏特征性,较难与侵蚀性葡萄胎和绒毛膜癌鉴别,因此需结合临床病史和实验室结果进行诊断。

第七节　超声检查让子宫内膜异位无处遁形

1. 卵巢子宫内膜异位囊肿超声检查有何特征

彩色多普勒超声对卵巢子宫内膜异位囊肿(也称巧克力囊肿)的

诊断有重要价值,其典型的超声表现为囊肿内可见弥漫性的弱回声,也称"云雾状"回声,后方可有回声增强。彩色多普勒提示肿块内部未见血流信号。

2. 其他类型子宫内膜异位症的超声检查有何表现

深部浸润型子宫内膜异位症根据累及不同部位其超声表现不一。

(1) 累及骶韧带时,表现为韧带根部局部增厚、僵硬、回声减低,也可表现为局部的圆形或星形结节状病灶或沿骶韧带走行的条索状低回声,边缘规则或不规则。

(2) 累及肠道时,其特征性超声表现为"印第安人头饰"征,大部分患者可表现为节段性增厚的低回声,特点为由浆膜层向内浸润,可单发也可多发。

(3) 累及阴道直肠隔时,超声表现为阴道后部与直肠之间的结节状或长条形低回声区,内可见小囊性结构。

(4) 累及阴道时,超声表现多为阴道壁的结节状低回声病灶,内可有小无回声区,若位于阴道穹窿处,则病灶血流较丰富。

(5) 累及膀胱时,超声表现为膀胱后壁的结节样中等回声,内部可见斑样无回声区。可见结节向膀胱腔内隆起,表面黏膜光滑完好。彩色多普勒超声多显示结节内部无明显的血流信号。由于容易和膀胱内占位性病变相混,应注意结节局部的黏膜变化。

(6) 累及尿路的子宫内膜异位症病变伴有肾积水。输尿管受累均伴有肾脏及近端输尿管的扩张积水,追踪扫查扩张的输尿管可在其受压变窄处见一低回声的异位病灶,病灶远端多显示不清。

(7) 皮下子宫内膜异位症一般为位于腹壁切口周围皮下且与月经周期有关的疼痛性肿物。超声表现为边缘清楚,内部回声均匀或不均匀的混合型低回声肿物,大小随月经周期有所变动。彩色多普勒超声显示血流信号较多。

第八节　介入性超声——针尖上的艺术

1. 什么是介入性超声

介入性超声是利用超声仪器对病灶进行探测、定位,手术者在实时引导下把针类的介入器械精确导入病灶,从而进行诊断与治疗的一种新型诊疗手段。主要包括超声引导下女性肿瘤穿刺活检术,卵巢良性含液性病变的穿刺抽吸或硬化治疗术,乳腺良性肿瘤旋切术以及女性良性病变(乳腺纤维腺瘤、子宫平滑肌瘤、子宫腺肌病)热消融治疗术。

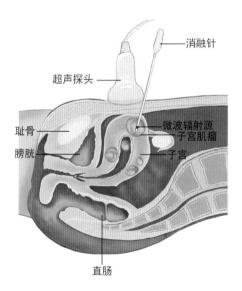

超声引导下子宫肌瘤消融手术示意图

2. 穿刺活检术在女性肿瘤诊断中有哪些优势

超声引导下经皮或经阴道肿瘤(包括乳腺、子宫、卵巢肿瘤)穿刺活检术是通过超声影像实时引导,利用特制的活检针穿入肿瘤病灶内取出肿瘤组织条的一种微创诊断方式,准确率高、创伤小、操作简便,目前已广泛应用于临床。理论上只要临床无法明确病理性质的,超声显示下有安全穿刺路径的,且无严重出血倾向等禁忌证的患者都可进行穿刺活检术。特别是对于女性乳腺肿瘤的定性,穿刺活检术具有其他诊断技术无法比拟的优点。但穿刺活检术在卵巢肿瘤的应用,应慎重评估,部分卵巢肿瘤如黏液性卵巢瘤,穿刺活检虽能明确病理,但同时也会带来肿瘤盆腔种植的风险,需要术前谨慎评估,以求使患者受益最大化。

3. 什么是卵巢良性含液性病变的穿刺抽吸或硬化治疗术

超声引导下卵巢良性含液性病变的穿刺抽吸或硬化治疗术是指通过实时超声的定位及引导,使用穿刺针精确介入卵巢病灶内进行囊液抽吸或药物注射治疗的一项微创操作手术。主要适用人群如下:

(1)卵巢巧克力囊肿,尤其是卵巢及附件区复发性的巧克力囊肿。

(2)卵巢囊肿符合以下条件之一且需及时处理者:①单纯性囊肿;②合并妊娠;③患其他原发性肿瘤;④其他无法耐受或不适合传统手术者。

此类微创操作手术仅需在门诊完善术前相关辅助检查(如血常规、止凝血功能、传染病筛查等),局部麻醉下即可完成。通过超声实时介导,用细小穿刺针精确穿刺到卵巢病灶内,抽吸干净囊液,再通过应用无水乙醇、聚桂醇等硬化剂打入囊内,对囊壁细胞进行灭活,从而达到囊壁细胞不再分泌囊液的目的。操作过程便捷、安全、有效,临床应用越来越广泛。

4. 什么是超声引导下乳腺良性肿瘤旋切术

超声引导下乳腺良性肿瘤旋切术指在超声实时影像引导及监控下,使用旋切刀从乳房内取出肿瘤组织的一种微创操作。旋切术的主要特点是操作方便快速、定位精确、准确切除病灶,对可疑病灶可取得大而连续的活检标本,因而诊断准确,切口微小,美容效果好,安全性高,并发症少。目前该技术不仅应用于乳腺肿瘤活检,亦推广至乳腺良性肿瘤的切除治疗。对于肿瘤血供较丰富者则容易引发出血,另外恶性乳腺肿瘤也不宜采用此技术,存在一定局限性。

5. 超声引导下女性良性肿瘤热消融治疗术的原理是什么

女性良性肿瘤(乳房纤维腺瘤、子宫平滑肌瘤、子宫腺肌病)热消融治疗术指在超声实时引导及监控下,通过置入消融针具或采用超声聚焦的方式,利用其产生的热能,造成肿瘤细胞不可逆的凝固性坏死,术后再经过机体自身吸收,使得坏死肿物缩小甚至完全消失,达到治疗目的的一种技术手段。目前常用的热消融包括射频消融、微波消融以及高强度聚焦超声治疗(主要应用于子宫肌瘤)等。

6. 女性良性肿瘤热消融治疗术适用人群有哪些

(1)子宫平滑肌瘤及子宫腺肌病患者:①经腹或经阴道超声检查确认的子宫肌瘤或子宫腺肌病,超声能够清楚显示子宫肌瘤或子宫腺肌病的大小或范围、位置,且有安全的穿刺路径者;②患者无围绝经期征象或绝经后子宫肌瘤动态观察增大者;③患者具有明显的子宫肌瘤或子宫腺肌病临床症状,包括经量过多、贫血、腹痛等,且强烈要求保留器官并治疗子宫肌瘤或子宫腺肌病者。

(2)乳腺纤维腺瘤患者:①经穿刺活检确诊纤维腺瘤者;②结节最大直径 ≥ 1cm 且随访观察 6 个月结节持续增大者;③患者思想顾虑过重影响正常生活而拒绝临床观察者;④拒绝接受外科手术或其他方法治疗,自愿接受超声引导下经皮穿刺原位消融灭活治疗者。

7. 女性肿瘤热消融治疗术的优缺点

热消融治疗术为追求美容外观、保留器官的患者提供了一项新的手术选择方案,与传统的开放性手术以及腔镜手术相比较,热消融技术具有无可比拟的微创性以及术后更快的恢复速度。但也存在一定的缺陷,其主要缺点是术后病灶仍留存于体内,需要经过一定时间病灶才会吸收缩小。即便术前可以通过超声引导下穿刺活检明确病灶病理性质,且术后可以通过超声造影或磁共振增强等手段明确病灶已经完全灭活,但是残留在体内的已经灭活的肿瘤仍然在一定程度上影响美容外观或可能造成压迫症状。术后肿瘤吸收缩小速度存在明显的个体差异,目前仍存在少数患者热消融术后一定时间,病灶缩小速度达不到美容及压迫症状解除的要求,最后患者不得不选择开放性或腔镜手术切除。因此,术前要让患者充分了解各项手术方式的优缺点,科学选择,从而达到最佳治疗效果。

(陈 哲 杜俊彬 翟玉霞)

第九章　妇科肿瘤治疗新进展

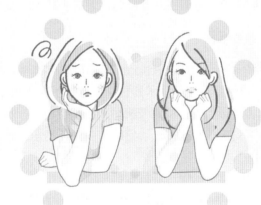

人类与恶性肿瘤打交道已有三千多年,但建立在现代科学基础上的肿瘤治疗则只有百余年历史,由于医学的不断进步,尤其是分子生物学的快速发展,妇科肿瘤的治疗模式也在不断变换。

第一节　手术治疗

目前肿瘤手术治疗方面最火的"明星"当属"微创技术",妇科微创技术应用比较广泛的主要是腹腔镜手术和宫腔镜手术。

1. 腹腔镜手术

腹腔镜手术于 1910 年首创于欧洲,20 世纪 70 年代末期传入中国,随着技术的创新及各种手术器械和能源的不断更新完善,腹腔镜经历了高清、超高清、3D、4K 以及机器人腹腔镜手术,画质更加清晰、逼真,腹腔镜手术的难度降低了,使得许多妇科良恶性肿瘤均可以采用腹腔镜进行手术。

什么是腹腔镜手术呢? 若将腹部比喻为一个密封不透气的大袋子,里面装满了各种各样的水果,好比腹腔内各种器官,某天袋子内的一个水果烂了,需要赶紧拿出来,传统手术就是把袋子割开一个口子,水果有多大,那个切口就得有多大,这样才能把里面的坏水果拿出来。而腹腔镜就是避免传统的开腹手术,首先在脐周或脐上插上一个管道(穿刺器),粗 1cm 左右,管道上有一个阀门即接气孔,第一步将二氧化碳气体通过阀门充进腹部,将腹部鼓起来,当然,气不可以充进太多,否则腹壁术后会胀痛不舒服,速度也不可过快或过慢,否则腹部一会儿胀气一会儿塌瘪,影响手术视野。然后将一个摄像头通过管道(穿刺器)进入腹部,这样就可以清楚地看到腹腔内环境,找到肿瘤,然后再在腹部两侧,根据术者的习惯和肿瘤的位置决定剩下的管道位置和数目,一般是腹部左边2个、右边1~2个5mm的穿刺器,通过腔镜特制的器械把肿瘤摘掉,然后将切除的肿瘤装进一个密闭的取物袋内(腹腔镜用带密闭鞘粉碎取物袋),通过一些器械如剪刀、碎瘤器(类似于绞肉机)在取物袋内将肿瘤碎掉,然后再从穿刺器管道连同取物袋一起取出来,或是装入一个小袋内,将袋子从穿刺器口扯出来,在袋子内将肿瘤切碎后拿出来,避免漏在腹腔内,污染整个腹腔。假如选择全子宫切除术,则就像顺产一样,切除后的子宫以及肿瘤装入袋内从阴道取出。这样手术结束时腹部最多留有五个小口,最大也就1cm,对于具有瘢痕体质的患者或不想在腹部留下手术切口长瘢痕的患者是个不错的选择,除了多孔手术,还有单孔手术、经阴道自然孔腹腔镜(V-Note)等。

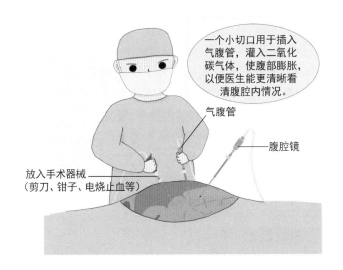

进入21世纪,尤其是近10年,由于腹腔镜切口美观(腹壁小切口)、术后1周内恢复快等优点,腹腔镜手术经历了一个快速发展的时期,从妇科良性肿瘤到恶性肿瘤均得到广泛应用,从大医院到基层

医院均在开展,但快速发展的同时也带来了一些意想不到的后果和代价。

2014年美国食品和药品监督管理局(Food and Drug Administration, FDA)回顾性分析1980—2011年的相关文献,结果显示,接受子宫切除或子宫肌瘤切除的患者中,意外发现子宫恶性肿瘤的风险为1:400左右。这是什么意思呢? 好比法官审判了400起案件,其中一个误判了,把一个坏人当作好人放了,其结果就是继续害人。医生术前评估子宫体上的肿瘤为良性的肌瘤,术中在腹腔内用电动粉碎器将肿瘤粉碎,其结果可能导致恶性肿瘤细胞播散并影响患者预后。所以,治疗前医生需向患者充分告知和沟通,患者也需要充分了解每个术式,权衡利与弊。建议对于术前生长过快、彩超提示血流丰富的子宫体肿瘤,尽量避免腹腔镜手术,或将肿瘤剥除后装入袋内,延长脐部小口将其取出。医疗的本质是为患者谋取最大健康利益,好的技术应有所为、有所不为,避免"微创"变"巨创"。

对于妇科恶性肿瘤,腹腔镜选择更需谨慎。2018年10月,世界著名医学期刊《新英格兰医学杂志》在线发表了来自MD安德森癌症中心的一项有关早期子宫颈癌微创手术(腹腔镜或机器人根治性子宫切除术)与开腹根治性子宫切除术比较的国际性、前瞻性、多中心、随机对照临床试验研究(即LACC研究)。结果表明,早期子宫颈癌微创手术远期生活质量没有很大改善,复发率和死亡率明显高于传统的开腹手术。但是,国内部分临床专家统计医院宫颈癌根治术病例,比较两者的死亡率和复发率,没有发现不同,但因为都是回顾性分析,证据可信度低于LACC研究。目前国内类似临床试验正在开展,以期可以更好地指导临床治疗,服务患者。

2. 宫腔镜手术

宫腔镜手术始于20世纪70年代初期,最初只用于输卵管绝育,此后,慢慢发展为宫腔镜下治疗,如宫腔息肉、黏膜下肌瘤等均可在宫腔镜下完成切除。

宫腔镜手术是怎样完成的呢? 子宫是一个腔隙器官,平时子宫内腔隙很狭小,只有 3~5ml 空间,宫腔镜手柄好比一把刺刀柄,在刀柄上装了出入水管口阀门,分别接出水管和入水管,环绕刺刀装了一个管套,方便进出水,在刺刀刀尖处装了一个摄像头,然后就把这个刺刀通过阴道、宫颈进入宫腔,摄像头可以清楚地观察到宫腔内情况,看见不属于宫腔的东西(比如黏膜下肌瘤、息肉、癌组织)等,可以同时用刀将其切掉,切掉的组织可以顺着管套水流排出来。这样可以避免开腹剖宫而把宫腔内的肿瘤切除,因为是通过自然腔道进入宫腔,所以被称为真正的"无孔手术"。随着科技的不断发展,迷你宫腔镜已经广泛应用于临床,无需麻醉,不伴疼痛,门诊即可完成。

3. 保育手术

手术治疗的另一最新进展当属保育手术。由于宫颈癌和子宫内膜癌的发病呈年轻化趋势,再加上婚育观的改变,晚婚甚至不婚的女性越来越多,许多未完成生育计划的女性被诊断为子宫恶性肿瘤,她们有非常强烈的保留生育功能的意愿。那恶性妇科肿瘤患者,究竟可不可以保留生育功能呢? 经过长期的临床探索和实践,部分早期妇科恶性肿瘤患者保留生育功能是安全、可行的。

首先,妇科恶性肿瘤保留生育功能的手术不是常规手术,是权宜之计,不得已而为之,虽然相对安全,但风险还是存在的。

其次,保守治疗不是简单治疗,它要求更高、难度更大,所有患者必须经过严格的筛选,必须是早期、年轻患者,且病理类型恶性程度不是很高,而且必须动态监测,术前充分告知风险,一旦保守治疗失败要尽快切除子宫。子宫内膜癌患者保留生育功能必须符合可以保守治疗的要求(具体见第二章第三节子宫内膜癌相关内容),完成生育后或内膜取样发现疾病进展,即行全子宫 + 双附件切除 + 手术分期。

宫颈癌患者保育观念始于 20 世纪 80 年代末。1987 年 Dangent D 首先提出了根治性子宫颈切除术,1994 年首次报道了 28 例腹腔镜下淋巴结切除及保留子宫体和卵巢的根治性子宫颈切除术。经过妇科肿瘤医生三十多年的努力,这一技术逐步发展和完善,已趋近成熟。对于极早期宫颈癌(Ⅰa1 期)患者要求保留生育功能的,可行宫颈锥形切除术,仅切除部分宫颈组织,完整保留子宫。Ⅰa2 期至Ⅰb1 期宫颈鳞癌患者可行保留生育功能的宫颈癌根治术,即宫颈广泛切除＋盆腔淋巴结清扫术,保留子宫体和卵巢、输卵管。恶性程度比较高的宫颈癌患者一般不建议保留生育功能。术前需进行全面评估,除对肿瘤本身的评估外,还需要对生育能力进行评估,对合并不孕症的患者一般不建议行保留生育的手术。目前,国内许多大医院均可完成相关手术,并取得了不错的成果。

卵巢恶性肿瘤患者能否保留生育功能,取决于肿瘤期别和类型。卵巢上皮性癌可以保留生育功能的仅限于非常早期的患者;卵巢恶性生殖细胞肿瘤则无论早期还是晚期,均可保留生育功能。

第二节　化学治疗

化学治疗就是通过静脉输注细胞毒药物,俗称"化疗",是癌症治疗的主要手段之一,但在杀伤肿瘤细胞的同时,往往会导致健康器官和组织的全身细胞毒性。近代肿瘤化学治疗(化疗)始于 20 世纪 40 年代,少数白血病及淋巴瘤患者经氮芥或叶酸拮抗剂氨蝶呤钠治疗,取得了短暂的缓解。进入 20 世纪 50 年代后,大量动物实验和人群临床试验筛选了不少有效化疗药物,20 世纪 60 年代后大部分目前常用的化疗药物都已被发现。

目前,化疗在妇科肿瘤治疗的新进展多局限在既往化疗方案的调整。比如既往宫颈癌的化疗主要应用 5- 氟尿嘧啶(FU)联合顺铂(P),后来发现紫杉醇(T)联合顺铂方案治疗,效果不差于(FP)方案,但化疗副反应却小很多,因此目前临床上多采用 TP 方案化疗。同样的道理,子宫内膜癌和卵巢癌的化疗方案目前基本也是首选紫杉醇联合卡铂方案。此后,临床应用过程发现紫杉醇因特殊的溶媒蓖麻油经常导致患者发生过敏反应,于是又研发了白蛋白紫杉醇,不仅过敏反应大大降低,而且药物用量也提高很多,毒副反应并没有增加。

除了化疗方案的调整，一些非化疗新药的问世也在悄然改变着治疗决策。比如化疗联合免疫治疗，化疗联合靶向治疗，化疗联合免疫和靶向治疗等方案，甚至有人提出了"去化疗"。但这些治疗方案，目前均在研究探索阶段，期待有非常好的实验数据。

众所周知，肿瘤对化疗药物产生抗药性是化疗失败的主要原因，于是研究者开始研究如何以生物反应修饰剂等药物来提高化疗药的疗效，通俗地讲就是将化疗药物乔装打扮一下，看能否打进敌人（肿瘤）内部，从而达到彻底瓦解敌人的目的。最新研究表明，纳米金是一种高效的抗肿瘤药物载体，能够携带药物穿透血管和组织屏障进入肿瘤病灶，并特异性积蓄于肿瘤组织，可有效降低化疗药物的机体不良反应。但从根本上决定纳米药物抗肿瘤活性的关键因素还是其所携带的抗肿瘤药物。

另外，还可以通过改变化疗药物的给药治疗模式，提高化疗药物的疗效。比如腹腔穿刺化疗或腹腔热灌注化疗（hyperthermic intraperitoneal chemotherapy，HIPEC），将肿瘤药物直接注射到腹腔，和肿瘤来个"面对面"搏杀，不再通过静脉到达肿瘤内部。HIPEC除了和肿瘤"面对面"，还带着一定"温度"，这种温度身体可以忍受而肿瘤细胞忍受不了，在43℃左右，是一种治疗腹腔内肿瘤的手段，主要应用于伴有腹腔转移和腹腔积液的晚期妇科恶性肿瘤患者，手术后盆腹腔内没有残存太大病灶（直径<1cm），最好是肉眼看不见残存病灶；也适用于使用子宫粉碎器后意外发现的子宫肉瘤患者；卵巢良性和交界性黏液性肿瘤，如果术前或术中发生了肿瘤破裂，导致黏液性囊液污染盆腹腔，HIPEC同样是个不错的选择。虽然HIPEC技术中国共识已发布，但其疗效、安全性及适应证还需进一步临床验证。

第三节　放射治疗

放射治疗简称"放疗"，是利用聚焦的、高能量的放射线破坏肿瘤细胞的遗传物质DNA,使其失去再生能力,从而消灭肿瘤细胞。放疗与手术和化疗,并称为恶性肿瘤治疗的三大手段。理想的放疗技术是放射线所有的能量能够精准地到达肿瘤内部,而对周围的组织器官没有丝毫的伤害,一代又一代的放疗医师为这一目标不断奋斗。

目前,在先进的放疗设备和电子计算技术发展的加持下,放疗已经从传统"粗放型放疗"发展到"精确放疗",再升级到"智慧精准放疗"。

传统的盆腔外照射多采用二维前后野或盆腔四野箱式照射,即从前后两个角度或前后左右四个角度照射放射线,虽然剂量分布均匀,不会出现漏照,但会使正常组织接受大剂量的照射,导致毒副反应增加。三维适形放疗(3-dimensional conformal radiotherapy,3D-CRT)是最早被应用的精准放疗技术,通过调整射线的入射方向和形状、剂量分布,使照射野与肿瘤靶区在三维空间上一致,这样整个肿瘤组织的照射较均匀,可比常规照射野减少危及器官的受量。但是,3D-CRT仅是照射野与肿瘤靶区在三维空间上一致,并不能保证靶区表面与内部每一处的剂量都相等。传统的盆腔外照射好比2D电影,3D-CRT就是3D电影,虽然电影画面视觉上感觉是立体结构,但终归是画面,不是真实世界。调强适形放射治疗(intensity modulated radiation therapy,IMRT),在适形的基础上可以调节靶区内部的剂量。IMRT与3D-CRT相比,不仅使照射野与靶区在三维空间上保持一致,而且还能通过调整照射野权重,完成同步推量,是目前被广泛应用的放疗技术之一。螺旋断层放疗(helical tomotherapy,HT)将直线加速器与CT相融合,对于不同部位、大小不一、形态各异的肿瘤均可实现360°聚焦。随着对不同射线认识的提高,研究者还发现了重离子放疗,重离子进入人体后,由于其初始能量很大,可以快速穿过组织器官,能量损失少,对DNA造成的损伤更难修复,同时,对一般光子治疗反应不佳的肿瘤细胞对其有比较好的治疗反应。但是重离子治疗设备的运行、维护费用高昂,使其在临床大范围开展受限。

第四节　靶向治疗

靶向治疗是什么？首先得有靶点，其次得有可以攻击靶点的武器。靶点就是肿瘤细胞的一段基因片段或一个蛋白分子，靶向药物就是武器。目前，在妇科肿瘤治疗方面应用比较广泛的靶向药物主要有以下两种：

1. 多腺苷二磷酸核糖聚合酶抑制剂

多腺苷二磷酸核糖聚合酶[poly（ADP-ribose）polymerase，PARP]抑制剂为近年出现并广泛应用的一类靶向药物，改变了卵巢癌治疗模式，从既往的治疗结束-等待复发模式转变为治疗结束-维持治疗模式，研究证实此类药物对新诊断的卵巢癌和部分复发的卵巢癌均有一定效果，尤其对于携带 BRCA 基因突变的卵巢癌患者，效果最为明显。

人体细胞 DNA 每天都在上演着无数的损伤-修复，DNA 双链就像衣服拉链一样，互相配对，一条链断了，根据另外一条链可以将其修复如初，这主要通过非同源末端连接和同源重组修复途径完成，单链有时也可以自我修复，主要通过跨损伤修复、错配修复、核苷酸切除修复及碱基切除修复方式。其中碱基切除修复要依靠 PARP 酶，PARP 抑制剂优先与 PARP 酶结合，阻断单链修复，从而使细胞死亡，起到杀死肿瘤的作用。应用较为广泛的 PARP 抑制剂包括奥拉帕利、维利帕尼与尼拉帕利，目前国产药物氟唑帕利、帕米帕利也已上市，其疗效、安全性和便利性均与国外同类产品相当，在卵巢癌的治疗中获批了适应证，且已经进入国家医保目录。

2. 血管内皮生长因子

肿瘤的生长离不开血液，因此肿瘤要长大，必须得先"修路"——形成新生血管。在血管产生方面,血管内皮生长因子(vascular endothelial growth factor,VEGF)所起的作用最大,其能够结合 VEGF 受体,使肿瘤新生血管尽快产生,由此使腹膜血管通透性提高,导致卵巢癌患者产生腹腔积液。因此,阻断肿瘤中 VEGF 与 VEGF 受体的相互作用能够有效抑制肿瘤新生血管的生成,使肿瘤血液供应减少,从而导致肿瘤缩小。目前针对该靶向治疗研究最多的是贝伐单抗——重组人源化免疫球蛋白单克隆抗体,其可以与对应的 VEGF 受体结合,阻断新生血管的生成,提高卵巢癌治疗的有效性。另外还有其他抑制多靶点的药物相继出现,如西地尼布、帕唑帕尼、舒尼替尼、阿帕替尼、安罗替尼等。除了在晚期卵巢癌中广泛应用,VEGF 目前也被广泛应用于晚期或复发宫颈癌的治疗中。

然而,靶向药物不是灵丹妙药,不能随便口服,一定要遵医嘱。

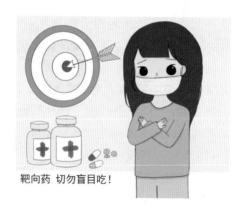

靶向药 切勿盲目吃!

第五节 免疫治疗

在过去的一百年,通过一代又一代科学家们的努力,对癌症的认知发生了三次巨大的革命,并且每一次的发现都对癌症治疗手段产生了重大影响。第一次革命,人们发现癌细胞会失控生长,一些药物和射线可以杀死这些失控的肿瘤细胞,于是诞生了化疗、放疗。第二次研究发现癌症与基因突变相关,靶向治疗的概念随之诞生。第三次革命,也就是现今癌症治疗的一个重大转折,发现了肿瘤免疫逃逸机制,免疫疗法不再是一纸空谈。

利用机体的免疫系统对抗癌症,相较于之前的放化疗和靶向治疗,免疫治疗表现得非常"爽快",要么没有效果,要么疗效持久,实现长期生存和临床治愈。免疫治疗主要包含主动免疫治疗和被动免疫治疗两大类。

1. 主动免疫治疗

主动免疫治疗就是人体免疫系统的主动出击,主要通过外界因素刺激机体免疫系统,使其重新恢复对肿瘤细胞的免疫功能。目前主动免疫治疗的主要研究方向是免疫检查点抑制剂治疗,其中最具代表性的药物是 PD-1/PD-L1 抑制剂和 CTLA-4 抑制剂。免疫检查点好比是个避难所,肿瘤细胞和免疫检查点结合,就相当于肿瘤细胞躲进了避难所,于是就避免了被机体免疫系统攻击和清剿,假如免疫检查点抑制剂提前躲进这个避难所,那肿瘤细胞就无法进入,因此就会被机体免疫系统杀死和清除。相关的治疗方案以及联合用药方案包括免疫单药、免疫双药、免疫联合化疗和免疫联合放疗等。

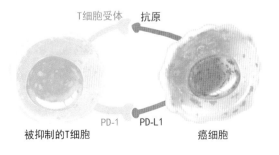

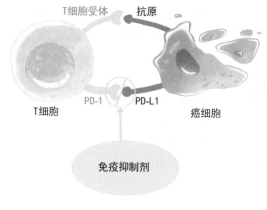

免疫治疗示意图

2. 被动免疫治疗

被动免疫治疗是将一些外来的免疫物质,如抗体、免疫效应细胞直接输入给患者,使患者获得对肿瘤的免疫能力,相当于直接派遣来自外界的"雇佣兵"打下这场抗肿瘤的"战役"。被动免疫治疗最主要的方式就是细胞免疫治疗,抽取患者少量血液,在体外培养、改造,让这些细胞具备对癌细胞更有效、更精准的免疫能力,改造后的免疫细胞再回输到患者体内后,定向消灭癌细胞。目前,这类疗法临床治疗效果比较好的是 T 细胞受体基因工程改造的 T 细胞(T cell receptor-gene engineered T cells, TCR-T),主要在黑色素瘤、滑膜细胞肉瘤中有比较好的治疗效果。嵌合抗原受体 T 细胞免疫疗法(chimeric antigen receptor T-cell immunotherapy, CAR-T)主要集中在白血病的治疗,多数还处于临床试验阶段。自然杀伤细胞(nature killer cell, NK)疗法、嵌合抗原受体自然杀伤细胞免疫疗法(chimeric antigen receptor nature killer cell immunotherapy, CAR-NK)等技术还有待进一步完善,目前也大多处在临床试验阶段。

免疫治疗是一把双刃剑,倘若有效,将会取得化疗、手术及放疗不可比拟的效果;但是,由于免疫系统的激活,可能会发生攻击自身组织的表现,5%~10% 的患者会出现严重的自身免疫相关的炎症反应,比如免疫性心肌炎、免疫性肺炎等,如果发现不及时,处理不到位,甚至会危及生命。出现不良反应要及时告知医生之前接受过免疫治疗,便于医生采取有效的应对措施。

（朱　彦　马银萍　李从铸）

第十章　女性肿瘤患者须知

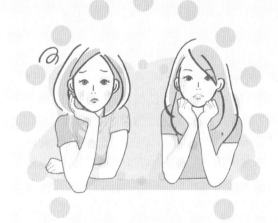

1. 肿瘤就是癌症吗,得了肿瘤就没希望了吗

大多数女性诊断肿瘤后都有许多疑问,什么是肿瘤? 肿瘤就是癌症吗? 良性还是恶性? 我还能活多久?

人体由数万亿个细胞组成,这些细胞像一台台精密的仪器,在正常情况下按照一定的方式和速度生长、分裂、衰老、死亡,具有自动控制的特性,没有特殊情况不会乱来。比如皮肤被划伤,被划伤部位的细胞就开始增生直到伤口愈合自动停止。在各种不良因素的刺激下,控制细胞生长增殖的机制失常,细胞不按照正常的新陈代谢规律生长,不受控制和约束,过度增生或异常分化而形成新生物,即所谓的肿瘤。

生长于上皮组织的恶性肿瘤称为"癌"。人们常常把肿瘤与癌症混为一谈,认为肿瘤就是癌症,其实两者有根本的区别。肿瘤包括良性肿瘤和恶性肿瘤,还有恶性程度介于两者之间的"交界瘤",所以肿瘤不等于癌症。癌症是恶性的,肿瘤不一定。

在女性肿瘤中,子宫肌瘤、子宫内膜息肉、卵巢囊肿等是良性肿瘤,宫颈癌、子宫内膜癌、子宫肉瘤、卵巢癌等是恶性肿瘤。良性肿瘤不会扩散或侵犯周围组织,大多可以通过切除治愈;恶性肿瘤切除后可以再长(复发),可以通过血液或淋巴系统扩散到身体远处,形成远离原发肿瘤部位的新肿瘤(转移)。

良性肿瘤一般不影响生存期。早期的恶性肿瘤多数能治愈,即使晚期的恶性肿瘤,也有很多医学手段可以控制。有些患者一旦确诊肿瘤,就觉得一切都没有希望。在现代医学技术高速发展的今天,各种医疗手段层出不穷,癌症并不意味着绝症。WHO《癌症报告》中指出:肿瘤 1/3 可以预防,1/3 可以治愈,1/3 可通过医学手段

延长生命、提高生活质量。所以,即使诊断肿瘤,也不要轻易丧失希望。

2. 如何判断肿瘤的良恶性

一般医生根据妇科检查和影像学检查结果(B 超、CT、MRI 等)可以有大概的倾向性(不是百分之百准确,病理检查是诊断的金标准)。医生可以告诉你良性 / 恶性可能性大。当然,也有一部分肿瘤在手术前无法判断,需要手术切除后送病理检查才能明确。若考虑良性肿瘤,医生会建议目前可以观察还是需要手术。若是恶性肿瘤,医生需要做一系列的检查了解肿瘤目前影响到什么部位,是在器官内还是已经扩散,这对治疗方式的选择有很重要的意义。所以,选择专科医院,听从医生建议是最好的选择。

3. 手术前要做什么检查

若决定了要手术,在手术前需要完成相关检查。术前检查的项目比较多,包括:

(1)检验科术前检查包括血常规、尿常规、大便常规、肝肾功能、电解质、凝血功能等;还要筛查甲肝、乙肝、丙肝、梅毒、艾滋病等,了解有无传染性疾病。

(2)影像学检查,比如胸部 X 线、腹部彩超或 CT、MRI 检查等。

(3)年龄较大的患者或心电图异常者需检查心脏彩超或者 24 小时动态心电图。

(4)肿瘤患者需要查肿瘤标志物。不同的手术不同的患者,需要检查的项目会有所不同。很多人不明白,为什么需要做这么多检查。首先,医生需要了解肿瘤的情况,判断目前是否适合手术,有没有手术指征,即所谓的手术适应证。医生并没有透视眼,除了体表的肿瘤,只能通过影像学检查了解身体内部情况。如果肿瘤局限,没有广泛转移,符合治疗规范,则可以手术切除;若肿瘤转移超出手术可切除范围,可能需要更改治疗方案,这是影像学检查的重要意义。每种影像学检查有不同的优缺点，有时病情复杂需要使用多种检查手段。比如 CT 与 MRI 检查在临床上各有优劣，MRI 在神经系统、软组织方面的检查要比 CT 清晰，但 CT 在骨质结构检查方面比 MRI 更好。若想了解是否有骨转移，还需要行骨扫描检查。医生还可根据肿瘤标志物的结果间接判断肿瘤的良恶性及严重程度。在治疗结束后的复查阶段，影像学和肿瘤标志物检查也是常规需要做的检查。其次，医生需要了解患者的身体情况，有没有什么影响手术顺利进行的因素，即所谓的手术禁忌证。比如，患者有严重的心脏病，手术风险大，需要请专科医生协助围手术期的管理以确保患者安全，不能不检查清楚、不做好准备就直接手术。不打无准备之仗，做好充足的准备，是对生命的敬畏和尊重。

4. 重视术前谈话，和主治医生协商治疗方案

手术前会有手术医生来谈话，交代手术的方式和风险，签署同意书；也会有麻醉科医生来巡视、谈话，询问一些问题以便对患者的基础疾病和麻醉风险进行大概判断，签署同意书。术前谈话是医生是履行"告知"义务，也是给患者"同意"的权利。患者有什么问题，都可以向医生提出，对治疗方案有疑惑或有不同意见，也可以和医生协商。

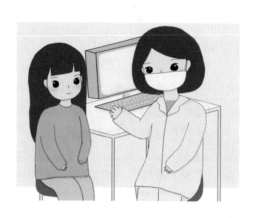

相对于男性而言,女性的生殖器官肩负了孕育的责任,也有了与男性不同的独特肿瘤。一旦需要手术,大多数女性都有很多疑虑:我的子宫能留下吗? 得了肿瘤,还能生育吗? 做了手术我是不是就不是女人了? 手术后还能有性生活吗?

很多女性把子宫等同于生育,还有人认为切除子宫就不是女人了。首先要明白子宫和卵巢的功能。子宫,顾名思义,孩子的宫殿,是宝宝要住的第一个房子。卵巢,卵子的巢穴,卵子的来源,主要功能是排卵和分泌女性激素。子宫的主要功能是妊娠及月经,但维持这两个方面功能正常的前提是卵巢的功能存在和基本正常。没有卵巢,子宫也就没用了。以月经来说,正常情况下,卵巢分泌激素调节子宫内膜变化,出现月经。女性绝经不是子宫异常了,而是卵巢衰老了。卵巢的激素不仅作用于子宫,还作用于全身各处,也就是所谓的内分泌功能。以妊娠来说,生命的起始是精子和卵子的结合,卵子由卵巢排出。卵子受精后虽然在子宫着床、发育和生长,但需要雌激素、孕激素等多种激素保驾护航,孕早期的激素大多由卵巢分泌。保留内分泌功能仅需要保留卵巢,若要保留生育功能,两者皆需保留。子宫切除了,术后没有月经,也不能生育;若卵巢切除了,不仅没有月经、不能生育,也失去了内分泌功能。当然,已经绝经的女性本身卵巢已基本没有功能,也就没有这方面的烦恼了。

还有一个大多数女性关心的问题,就是性生活。其实,阴道才是性交器官,除了比较特殊的肿瘤,如阴道的恶性肿瘤,还有宫颈恶性肿瘤转移影响较多阴道,一般手术后是可以恢复性生活的(需要主治医生指导)。

良性肿瘤一般都可以保留生育功能和内分泌功能,仅切除肿瘤即可。但是,一些老年患者无须保留功能,反复复发或畏惧复发的患者,或缺乏随诊条件要求切除的患者,也可以选择器官的切除。若是恶性肿瘤,需咨询医生,能否保留生育功能,能否保留内分泌功能。医生需要根据肿瘤的种类、分期及患者本人的意愿等综合考虑。早期的宫颈癌、子宫内膜癌、卵巢癌患者可以保留生育功能,目前国内外已经有很多成功案例。但是，能否保留功能，不同疾病有不同的指征，也有一定的风险。患者需要详细咨询主治医生，了解利弊，做出最合适的选择。若医生觉得不适合，必须以专业意见为准。

肿瘤的治疗需要规范化，也需要个体化。术前谈话非常重要，患者及家属可以了解手术切除了什么，手术对身体的影响，还有什么可以选择的方式，术后需要注意的问题等，患者可以签字同意手术，也有拒绝手术的权利。

5. 哪些方法可以保留生育及内分泌功能

手术、放疗和化疗对卵巢功能都有损伤，目前国际上对于成年女性肿瘤患者生育及内分泌功能保存的推荐如下。

(1) 胚胎冻存：适用于已婚有伴侣的女性患者，技术成熟，怀孕率比较高。

(2) 未受精卵母细胞的低温保存：对于没有配偶的年轻未婚女性，在肿瘤治疗前，取出卵子进行冷冻。待肿瘤治愈并结婚后，再解冻卵子，通过体外受精-胚胎移植的试管婴儿技术受孕。

(3) 卵巢组织冷冻：盆腔手术的同时，可以选择采集卵巢皮质组织，进行玻璃化冷冻技术冻存。

(4) 卵巢移位：当女性恶性肿瘤的治疗需行盆腔放疗时，可行卵巢移位术(卵巢固定)。然而，由于放射线的散射，并不能保证卵巢不受影响。

(5) 保留生育功能的手术方式：如早期宫颈癌行广泛性宫颈切除术。在其他妇科恶性肿瘤的治疗中，对生育功能的干预通常集中在较少行根治性手术，其目的是尽可能保留生殖器官。

(6) 卵巢功能抑制：年轻的女性肿瘤患者，可应用 GnRH-a 以减少化疗引起卵巢功能不全的可能性。

6. 明天就要手术了，需要注意些什么

(1) 成人术前 12 小时禁食、术前 4 小时开始禁止饮水，以防麻醉

中呕吐引起窒息。

（2）手术前一天护士会为您备皮（刮去术区的体毛，预防切口感染），口服泻药（术前肠道准备），进行抗生素皮试（了解是否对需要使用的抗菌药物过敏）。

（3）术前应佩戴好腕带，以便手术室人员核对，禁止佩戴任何饰品、去除假牙。

（4）术前一天下午请勿离开病房，等待手术室麻醉师的术前访视。

（5）术前一晚应早点休息，保证充足的睡眠。

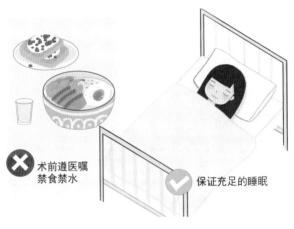

术前遵医嘱
禁食禁水

保证充足的睡眠

术前注意事项

7. 手术做完后需要注意什么

（1）术后带回的引流管目的是引出术中的渗血渗液等，根据引流的情况一般于术后数天拔除，不用过分担心焦虑。休息时应妥善放置引流袋，防止因翻身或活动造成引流管的脱落和打折。如果发现引流管周围敷料有渗出，应及时报告医生处理。

（2）术后如何进食要咨询主治医生，非腹部手术、局麻后如无特殊不适即可按需进食。一般不涉及胃肠道的手术待麻醉完全清醒,术后 6 小时后可以进食流质食物。原则是从流质饮食慢慢过渡到半流质饮食,最后恢复普食,少量多餐,进食量也慢慢增加,在保证一定能量的基础上,可选择高蛋白和富含维生素 C 的饮食。医生常常会询问是否排气,排气是肠道功能开始恢复的标志。

(3)严格遵医嘱服药,不可随意中断、停药、换药或增减药量。在用药的同时注意自我观察,如有不适或其他问题应及时与医生联系,以保证疗效。

(4)若有疼痛,及时告知医生,由医生判断疼痛来源,必要时可使用止痛药物。

(5)较大手术当天会有心电监护测量生命体征,也有护士每 30 分钟到 1 小时观察记录一次。

(6)多活动四肢,每 15~30 分钟进行一次腿部运动,手术隔天多翻身活动,根据医嘱适度下床活动,促进血液循环,防止下肢静脉血栓和淋巴回流受阻。

(7)观察是否有阴道出血。女性肿瘤患者手术后有时会有少许出血,需要观察阴道出血的量及颜色,出血较多较鲜红时,及时告知医生。

8. 治疗结束后复查需要注意什么

许多患者看到病历上的"随访"不知道是什么意思。随访是医生定期了解患者病情变化和指导患者康复的一种观察方法。大多数肿瘤患者的随访要求返院复查,也有电话问询等方式。返院复查医生可观察患者治疗的效果及反应,根据情况调整用药,也可处理出现的一些症状和问题。

医生会在出院小结中写明此次住院做的检查及治疗,注明出院后的所有注意事项。患者及家属可以先认真阅读,若不明白可以再向医生咨询。

(1)复查一般找患者的主治医生,主治医生最了解病情,知道需要重点复查什么;也可以选择擅长该疾病诊疗的其他医生。

（2）留存好门诊就诊卡，这张卡就像身份证一样，记录了个人信息、检查结果、化验结果，即使报告单丢失，也可以从电脑上查询结果。

（3）每次复查均需携带门诊病历本，上面记录了每次就诊的资料及妇科检查、肿瘤标志物结果等。充足的资料方便医生分析病情及治疗决策。

（4）多久复查一次呢？良性肿瘤患者，一般于术后一个月返院复查，了解切口的愈合情况及患者的恢复情况，之后若需继续复查医生会说明。恶性肿瘤患者，术后 2 年复发风险较高，所以复查频率较高，之后可逐渐延长复查间隔时间。

（5）就诊时应将自己身体的不适向医生讲明，不能隐瞒。尽量按照要求进行相关检查，根据医生的问题如实回复目前状况。若在家出现了出血、皮疹等情况，可以用手机拍照留存，有利于医生判断病情。若有语言沟通障碍，比如不擅长讲普通话，主治医生也听不懂方言，则需要其他可以沟通的家属陪同，否则复查的效果将大打折扣。

（6）复查一般需要做什么检查呢？若是术后患者，需检查切口愈合情况。女性肿瘤患者多数需做妇科检查。血常规检查可以协助判断是否有感染、贫血、骨髓抑制（常常是因放化疗导致的白细胞、红细胞、血小板减少），肿瘤标志物及影像学检查可以协助判断肿瘤控制情况。

9. 手术后可以有性生活吗

女性肿瘤患者因肿瘤而引起的心理障碍、形体改变、体能下降、生殖器官残疾等，都可能影响患者的性表达和性能力。许多患者害怕、畏惧性生活，有人认为性生活可引起肿瘤复发，也有人担心肿瘤是否会通过性生活传播等。

其实，除了极少数特殊情况，女性肿瘤患者手术后是可以有性生活的。手术会给生殖器官留下或大或小的伤口，术后需要一定的时间修复创伤，使伤口愈合。若过早性生活，有可能会使伤口裂开、出血,或将病菌带入手术创面引起盆腔炎。手术类型不同,术后需要禁止性生活的时间也有所不同。一般医生会告知禁止性生活的大概时间,在返院复查时也会检查切口的愈合情况。女性患者可向医生咨询是否能恢复性生活,什么时间合适。

除了手术切口恢复需要一定时间,还有其他问题。手术可能引起阴道缩短及阴道分泌物减少导致性交疼痛,还有可能因为感染引起疼痛不适。放射治疗对性生活也有影响,放疗可导致阴道缩短、狭窄、弹性丧失,从而引起性交疼痛。若性生活有困难,及时咨询医生。因感染引起的疼痛,应积极治疗以控制感染;若是润滑不够所造成的性交困难,则可局部使用润滑剂。

心理因素往往是诱发和加重患者性功能障碍的重要原因。女性患者害怕疼痛而产生紧张、排斥等心理。了解相关的知识,有助于排除不必要的心理负担和压力。适度、和谐、有规律的性生活不但对身体无害,而且可增强自信心,调整患者的内分泌系统,有利于患者康复。

还有一点,肿瘤不是传染病,不会通过性生活而传染给对方。

10. 女性肿瘤患者的饮食方案

女性肿瘤患者的饮食方案要纠正两个误区:一是盲目进补,经过治疗的患者胃肠道功能尚未恢复正常,进食补品需结合患者体质,过多进食可能出现消化功能紊乱。二是盲目忌口,许多患者及家属道听途说不少民间说法,蛋、鱼、肉类都不敢吃,导致营养缺乏,对身体恢复极为不利。

接受肿瘤治疗的患者,应适当增加高蛋白、高热量、高维生素食物摄入,以营养丰富、全面、易于消化吸收为原则,弥补肿瘤本身及治疗对身体的消耗,提高机体的免疫功能和抗病能力。可选择食用蛋、奶、鱼、肉、豆类及坚果,多食新鲜蔬菜和水果。每天食欲好的时间尽量多吃,食欲不好的时间可用流食代替,可以少食多餐。

患者在化疗期间会出现口腔溃疡、食欲减退、恶心呕吐或腹泻等胃肠道反应。饮食上应多吃清淡、富有营养且易于消化的食物。如果贫血可多吃动物的肝脏或心脏、蛋黄、瘦肉以及菠菜等。化疗期间要多饮水,以减轻药物对肾脏的损害。

（王銮虹 李从铸）